100

Anaesthesiology and Resuscitation
Anaesthesiologie und Wiederbelebung
Anesthésiologie et Réanimation

H. W. Opderbecke

Anaesthesie und ärztliche Sorgfaltspflicht

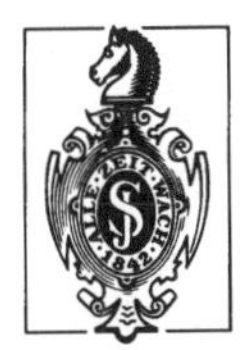

Springer-Verlag
Berlin Heidelberg New York 1978

Priv.-Doz. Dr. med. Hans Wolfgang Opderbecke
Vorstand der Anaesthesie-Abteilung
des Klinikums Nürnberg,
Flurstraße 17, 8500 Nürnberg

ISBN-13: 978-3-540-08976-6 e-ISBN-13: 978-3-642-67037-4
DOI: 10.1007/978-3-642-67037-4

CIP-Kurztitelaufnahme der Deutschen Bibliothek. *Opderbecke, Hans W.:* Anaesthesie und ärztliche Sorgfaltspflicht. - Berlin, Heidelberg, New York: Springer, 1978. (Anaesthesiology and resucitation; 100)

Druck und Bindearbeiten: Offsetdruckerei Julius Beltz KG, Hemsbach
2132/3140-54321

Geleitwort

In keinem Beruf geht es tagtäglich so sehr und so oft um Menschenleben, wie in der Anaesthesiologie und Intensivmedizin. Denn "der Schlaf ist der Bruder des Todes", wie schon in der antiken Medizin diskutiert wurde:

Schon die schöne Helena kannte einen Trank, der Schmerzen und Leiden vergessen ließ (Homer: Ilias), eine Mischung aus Alraune, Mandragora, Opium und griechischem Wein. Die Mortalität der früheren Schlaf- und Betäubungstränke war jedoch hoch (Faust: Tod von Gretchens Mutter).

Ich schätze die Anaesthesiemortalität noch im Mittelalter (Schlafschwämme) auf 1 : 10 (ihre Anwendung wurde deshalb zeitweise von Kirche und Staat verboten).

Noch um das Jahr 1900 betrug die Anaesthesiemortalität an der chirurgischen Universitätsklinik Heidelberg 1 : 100 (Dissertation von URSULA BRIAN Heidelberg 1957). Auch heute noch rechnet man im Durchschnitt der Weltliteratur mit einem Narkosetodesfall auf 1000 bis 3000 Anaesthesien, an den Spitzenkliniken mit gut funktionierenden Anaesthesieabteilungen mit 1 : 10.000 bis 1 : 30.000.

Unter diesen Umständen ist es verständlich, daß Narkosezwischen- und Todesfälle auch heute noch große Beachtung finden und häufig Gegenstand von ärztlichen Gutachten sind, wie jeder ältere Anaesthesist von den an ihn herangetragenen Gutachtenanforderungen weiß. Umgekehrt verlangen die Haftpflichtversicherungen auf der ganzen Welt von den Anaesthesisten mit die höchsten Beiträge überhaupt.

Es ist deshalb ein großes Verdienst von WOLFGANG OPDERBECKE, dem Generalsekretär der Deutschen Gesellschaft für Anaesthesiologie und Intensivmedizin, anhand seiner reichen Erfahrungen als fachärztlicher Gutachter und seiner Materialsammlung, die ihm durch die Fachgesellschaft der Anaesthesiologen zufloß, den heutigen Stand der Auffassungen über die ärztliche Sorgfaltspflicht in der Anaesthesiologie zusammengetragen zu haben.

Der vorliegende Band gehört deshalb in die Bibliothek jedes Facharztes für Anaesthesiologie, der sich anhand der beschriebenen Notfallsituationen ein Bild machen kann über die Probleme, die Möglichkeiten und die Gefahren seines Fachgebietes.

Der vorliegende Band ist darüber hinaus der einhundertste Band der Schriftenreihe Anaesthesiologie und Wiederbelebung, die vor 20 Jahren von FREY, HÜGIN und MAYRHOFER beim Springer-Verlag in Heidelberg gegründet wurde. Es spricht für die schnell wachsende Bedeutung des Fachgebietes Anaesthesiologie und für die Großzügigkeit des Springer-Verlages, daß in diesen 20 Jahren über 100 Bände erscheinen konnten, die in ihrer Gesamtheit eine Art Handbuch der Anaesthesiologie und Intensivmedizin darstellen. Dadurch konnte die Darstellung der Entwicklung der Anaesthesiologie in einmaliger Weise immer auf den neuesten Stand gebracht und der wissenschaftlichen Öffentlichkeit zugänglich gemacht werden.

Ein besonderer Vorteil der Schriftenreihe ist es, daß in zunehmendem Maße wichtige Bände auch in englischer Sprache erschienen: Hierdurch wird der internationale Charakter der Schriftenreihe betont.

Die Herausgeber wünschen und hoffen, daß die nun kommende Anaesthesistengeneration das begonnene Werk in ihrem Sinne fortsetzt, so daß bis zum Jahre 2000 die nächsten 100 Bände erschienen sind und die Schriftenreihe dadurch ihre führende Position in der Weltliteratur beibehält.

Mainz, Juli 1978

RUDOLF FREY, Prof. Dr. med.,
F.F.A.R.C.S.

VORWORT

Das ungebrochene Vertrauen in den Arzt, jener feste Untergrund, auf dem Patient und Arzt standen, wann immer es Schmerzen zu lindern, Leiden zu heilen, Verzweiflung zu nehmen galt, jener Boden schwankt und macht beide unsicher: Arzt und Patient.

Was ist passiert? Der ärztliche Beruf ist herausgetreten aus einer fast göttlichen, mythologischen Aura. Indem die Patienten begreifen, daß ihr Gegenüber kein Halbgott ist, sondern ein Mensch, der eine allerdings schwierige und wissensintensive Kunst vertritt, beginnen sie nach Kriterien für seine Zuverlässigkeit zu fragen. Ist der Schaden groß? - Ich meine: nein. Das mußte geschehen, es war an der Zeit und kein Weg wird uns in die Vergangenheit eines bedingungslosen Vertrauens zurückführen. Wo also sind die neuen Brücken des Vertrauens, die allem An-Vertrauen vorausgehen?

Die magische Zauberformel unserer Zeit: Kontrolle - kann gewachsenes Vertrauen nicht ersetzen. Im Gegenteil, Kontrolle sät Mißtrauen. Daraus wächst Unsicherheit für Arzt und Patient.

Die Zuverlässigkeit eines Arztes hängt ganz entscheidend von der Sorgfalt ab, mit der er sein medizinisches Wissen in Diagnose und Therapie einsetzt. Seit Einführung der Teamarbeit im ärztlichen Bereich ist Zuverlässigkeit aber auch in hohem Maße abhängig von der Sorgfalt gegenseitiger Information.

WOLFGANG OPDERBECKE legt ein Buch vor, das wohl wert ist, als Baustein zu einem neuen, verständigen Vertrauen angesehen zu werden. Für das Fach Anaesthesiologie präzisiert er ohne Emotionen aber nicht ohne Engagement die Risiken und Chancen. Er beschreibt das paradoxe Phänomen, daß sich trotz aller Fortschritte der modernen Anaesthesiologie das Anaesthesierisiko, rein statistisch gesehen, nicht wesentlich vermindert hat. Er nennt auch die Gründe: so wird einerseits ein Teil des anaesthesiologischen Fortschritts durch die fortwährende Ausweitung der Operationsindikation kompensiert, andererseits führt die Perfektionierung moderner Anaesthesieverfahren zu einer vermehrten Gefahr technischer Pannen oder menschlicher Fehler. Sehr überzeugend wird auch belegt, daß insbesondere Mängel in der präoperativen Vorbereitung und postoperativen Überwachung des Patienten das Anaesthesierisiko vermeidbar erhöhen. Neben den Anaesthesierisiken finden auch die durch die Rechtsprechung so stark in den Vordergrund gerückte Aufklärungspflicht und die Möglichkeit einer Delegierung von Aufgaben an das nichtärztliche Assistenzpersonal eine eingehende Darstellung.

Angesichts der zunehmenden Zahl von Kunstfehlerklagen, insbesondere gegen Vertreter operativer Fachgebiete und der Anaesthesiologie, gewinnt die vom Autor aufgezeigte Problematik eine erhebliche Bedeutung für Ansehen und Motivation der ärztlichen Tätigkeit. Er formuliert einen Verhaltenskodex anaesthesiologischer Sorgfaltsregeln, der sowohl die ärztlichen Verrichtungen als auch die technisch-apparativen und personellen Voraussetzungen umfaßt. Klar und präzise wird der Verantwortungsbereich des Anaesthesisten definiert und von dem des Operateurs, des Assistenzpersonals und schließlich auch des Krankenhausträgers abgegrenzt. Nur so wird es möglich sein, den Anaesthesisten vor ungerechtfertigten Anschuldigungen zu schützen, aber auch die berechtigten Ansprüche geschädigter Patienten zu erfüllen.

WOLFGANG OPDERBECKE zeigt mit seiner Arbeit auch den einzig denkbaren Weg zu einem neuen Vertrauen der Fachleute zueinander auf: die Bereitschaft zur Verantwortung für das eigene Wissen und Können. Niemand ist heute mehr in der Lage, die Tätigkeit eines Kollegen aus einem anderen Fachgebiet gültig nachzuprüfen.

Dies scheint auch unnötig, solange wir die Gewißheit haben dürfen, daß der andere seine Arbeit verantwortet. Dieses Buch läßt an der Verantwortungsbereitschaft seines Autors keine Zweifel.

Eine derartige zusammenhängende Darstellung ärztlicher Sorgfaltsregeln fehlte bisher in der anaesthesiologischen Literatur. Sie konnte nur von einem Autor verfaßt werden, der als Leiter einer großen Anaesthesieabteilung über eine langjährige, umfassende klinische Erfahrung verfügt und sich zugleich durch zahlreiche Publikationen und Diskussionen über den Aufgabenbereich des Anaesthesisten und seine Abgrenzung ein zuverlässiges Gefühl für die juristische Relevanz seiner Aussagen erworben hat. Die Besonnenheit und Schärfe seiner Argumentation bieten dem Fachmann, aber auch dem Studierenden eine Matrix, in der eigene Erfahrungen und eigenes Wissen den nötigen Bezug finden. Es besteht deshalb kein Zweifel, daß das vorliegende Buch sobald es in gedruckter Form vorliegt, als unentbehrlicher Leitfaden für jeden anaesthesiologischen Sachverständigen gelten und damit grundsätzliche Maßstäbe für die Tätigkeit des Anaesthesisten setzen wird.

OPDERBECKE's Anregung, eine Kommission von Anaesthesisten und Rechtsmedizinern zu bilden, die anhand anerkannter Sorgfaltsregeln Grundsätze für die Beurteilung von Anaesthesiezwischenfällen entwickeln sollte, ist ernst zu nehmen. Wir sollten bald damit beginnen.

Erlangen, im Juli 1978 E. RÜGHEIMER

INHALTSVERZEICHNIS

1 Einleitung 1

2 Allgemeiner Teil 7

2.1 Aufgaben und Verantwortung des Anaesthesisten 7

2.2 Beziehungen und Zusammenarbeit zwischen Operateur und Anaesthesist 13

2.3 Statistik des Anaesthesierisikos 21

2.4 Die Aufklärungspflicht des Anaesthesisten 34

2.5 Die Delegierung von Aufgaben an Krankenschwestern und Krankenpfleger 40

2.5.1 Vorbereitungsarbeiten 42

2.5.2 Aufgabenverteilung während des Anaesthesieverfahrens. 47

2.5.3 Nachsorgearbeiten 50

2.5.4 Tätigkeit im Aufwachraum 51

3 Spezieller Teil 52

3.1 Präoperative Vorbereitung und Visite 52

3.2 Narkoseeinleitung 57

3.3 Die Intubation 61

3.4 Die Lagerung 63

3.5 Narkoseführung 66

3.6 Die Bluttransfusion 71

3.7 Explosionsgefahr und elektrische Unfälle 76

3.8 Narkoseausleitung 80

3.9 Die ambulante Narkose 82

3.10 Die Lokalanaesthesie 86

3.11 Die postoperative Überwachung 90

4 Die Wertung des Anaesthesiezwischenfalls 94

5 Zusammenfassung und Schlußfolgerung 101

6 Summary 109

7 Literatur 111

1. Einleitung

Mit den großen Fortschritten der modernen Medizin beginnt sich auch die Einstellung des Patienten zu seinen Ärzten zu wandeln. Krankheit wird heute nicht mehr in gleicher Weise wie früher als ein individuelles Schicksal aufgefaßt und hingenommen; ähnlich wie die soziale Sicherung als eine staatliche Aufgabe angesehen wird, erscheint vielen Gesundheit nunmehr als selbstverständlicher Anspruch an die Gesellschaft. Dieser Anspruch ist in erster Linie vom Arzt zu gewährleisten, stehen diesem doch alle Erkenntnisse der medizinischen Wissenschaft zur Verfügung. Führt eine Behandlung nicht zu dem erwarteten Erfolg oder ist sie sogar von Komplikationen begleitet, so wird sogleich ein Schuldiger gesucht und nicht selten in der Person des Arztes gefunden. Je perfektionierter sich die moderne Medizin dem Laien darstellt, desto ausgeprägter ist die Erwartungshaltung des Patienten und der Erfolgszwang des Arztes.

Ein gutes Anschauungsbeispiel für diese Entwicklung bietet die Anaesthesiologie. Ursprünglich entstanden zur Humanisierung der operativen Medizin, ist sie als eigenes Fachgebiet entwickelt worden, um das operative Risiko zu vermindern. Die Perfektion der anaesthesiologischen Technik hat zugleich aber dazu geführt, daß fachspezifische Komplikationen heute kaum noch als schicksalhaft aufgefaßt, sondern nicht selten zunächst einmal dem Anaesthesisten angelastet werden. Damit wird die Anaesthesiologie zum besten Beispiel für die Gefahr einer "defensiven Medizin", die durch die Häufung von Kunstfehlervorwürfen und Haftungsprozessen hervorgerufen wird und in allen medizinischen Disziplinen den ärztlichen Entscheidungsspielraum einzuengen droht. Der Anaesthesist ist in besonderem Maße der Versuchung ausgesetzt, bei seiner Indikationsstellung nicht nur Nutzen und Gefahren eines Eingriffes im Hinblick auf den Patienten abzuwägen, sondern dabei auch sein eigenes Haftungsrisiko in Betracht zu ziehen. Damit jedoch würde er sich vom Helfer zum Hemmschuh für den Chirurgen entwickeln und seine Aufgabe pervertiert.

Gerade die Anaesthesiologie bietet aber auch die Möglichkeit, Grundgedanken für die Abwehr solcher Tendenzen aufzuzeigen. Dazu ist es erforderlich, möglichst präzise unterscheiden zu lernen, was auch heute noch immanentes, schicksalhaftes Eingriffsrisiko ist, und was mit den derzeitigen Mitteln und Methoden beherrscht werden kann. Für den letzteren Bereich sind Sorgfaltsregeln zu entwickeln, die als Maßstab zur Beurteilung einer anaesthesiologischen Komplikation herangezogen werden können.

Die Unterscheidung zwischen immanenten, auch bei größter Sorgfalt nicht gänzlich eliminierbaren Gefahren der Anaesthesie und den auf Sorgfaltsmängeln beruhenden Zwischenfällen zieht zugleich die Grenze zwischen rechtlich noch zulässigen und rechtlich nicht mehr zulässigen Eingriffsrisiken. Dabei ist aber auch zu berücksichtigen, daß trotz aller wissenschaftlicher Fortschritte die medizinische Diagnose, Prognose und Therapie eine Wahrscheinlichkeitsrechnung mit vielen Unbekannten bleibt, und daß es auch dem gewissenhaftesten Arzt nicht immer möglich ist, in jedem Einzelfall die denkbar größte Sorgfalt zu wahren.

Für eine umfassende Darstellung von Sorgfaltsregeln in der Anaesthesiologie erscheint es nützlich, zunächst kurz die Voraussetzungen aufzuzeigen, aus denen sich das Fachgebiet zu seinem heutigen Standard entwickelt hat.

Mit Aufnahme des Begriffes "Facharzt für Anaesthesie" in die fachärztliche Weiterbildungsordnung durch den Deutschen Ärztetag in Lindau im Jahre 1953 wurde auch im deutschen Sprachraum die Anaesthesiologie zu einem selbständigen medizinischen Fachgebiet deklariert. Damit ist eine Entwicklung nachvollzogen worden, die in den angloamerikanischen Ländern zu diesem Zeitpunkt längst schon zur Selbstverständlichkeit gehörte, daß nämlich der Anaesthesist als selbständiger Fachvertreter und eigenverantwortlicher Arzt neben dem Operateur im Operationssaal tätig wird. Auf dem europäischen Kontinent war es bis dahin üblich gewesen, Krankenschwestern oder junge Assistenzärzte mit der Durchführung der Narkose zu betrauen mit der Folge gleich zweier negativer Aspekte:

1. Mangel an Kenntnissen und Erfahrungen dieses Personenkreises, wodurch zweifellos die Komplikationsrate erhöht werden mußte, und

2. die fehlende wissenschaftliche Innovation, da von diesem Personenkreis wesentliche Impulse nicht erwartet werden konnten.

Demzufolge war die kontinentale Narkosetechnik trotz mancher konstruktiver Ansätze seit Jahrzehnten praktisch auf dem Stand der Äthertropfnarkose stehen geblieben. Erwähnt sei in diesem Zusammenhang der Name KUHN, der selbst von amerikanischer Seite als der eigentliche Begründer der modernen Intubationsnarkose anerkannt wird (315). KUHN fehlte es seinerzeit jedoch an Resonanz bei seinen chirurgischen Kollegen.

Retrospektiv muß es erstaunen, ja geradezu als unverständlich erscheinen, daß die Narkose als ein tiefgreifender und nicht ungefährlicher Eingriff in die körperliche Integrität so leicht genommen und Komplikationen kaum den Mängeln des Verfahrens angelastet, vielmehr als schicksalbedingt und damit mehr oder weniger unvermeidlich hingenommen wurden. Der Begriff des "Thymustodes" kann heute als ein Ausdruck dieser Ratlosigkeit gelten. Gelegentlich wurde versucht, durch präoperative "Kreislauffunktionsprüfungen" diesen schicksalsmäßigen Narkoseverlauf vorauszubestimmen. Auch der Autor hat sich in einer seiner ersten Publikationen an diesen im Ansatz verfehlten Untersuchungen beteiligt (183). Bei diesen Testversuchen wurde verkannt, daß die meisten Anaesthesiezwischenfälle konkret erfaßbare und häufig genug vermeidbare Ursachen haben, wobei insbesondere die Hypoxie, die Hyperkapnie oder ein intravasaler Volumenmangel die wesentlichsten Faktoren darstellen, die wiederum durch mangelhafte präoperative Vorbereitung des Patienten, durch mangelhaften intraoperativen Flüssigkeitsersatz oder durch Mängel der Anaesthesietechnik bedingt sein können (40, 178).

Erst die spektakulären Fortschritte der Thoraxchirurgie in den angloamerikanischen Ländern brachen auch im deutschen Sprachraum der Erkenntnis Bahn, daß mit Äthertropfflasche und Schimmelbuschmaske weitere Fortschritte in der operativen Medizin nicht mehr zu erzielen waren.

Damit war die Folgerung verbunden, daß es zur Durchführung und Weiterentwicklung leistungsfähiger und risikoarmer Anaesthesieverfahren kenntnisreicher, klinisch erfahrener und wissenschaftlich engagierter Ärzte bedarf und daß die Narkose als eine in die Körperintegrität des Patienten eingreifende, nicht ungefährliche Maßnahme ebenso wie jeder operative Eingriff dem Arzt vorbehalten bleiben muß und nicht zur selbständigen Ausführung auf nichtärztliches Personal übertragen werden kann (16, 279).

Mit der Einführung des Begriffes "Facharzt für Anaesthesie" waren die Probleme in der Zusammenarbeit zwischen Operateur und Anaesthesist allerdings noch keineswegs gelöst. Bis dahin spielte sich die Zusammenarbeit zweier oder mehrerer Vertreter verschiedener medizinischer Disziplinen stets im Rahmen eines "Nacheinander" oder "Nebeneinander" ab, etwa die Zusammenarbeit zwischen Internist und Röntgenologen oder zwischen Chirurg und Pathologen. Dagegen ist die Kooperation Operateur - Anaesthesist durch ein "gleichzeitig Miteinander" charakterisiert, ein bis dahin in der Medizin nicht gekanntes, besonders enges, sich ergänzendes Zusammenwirken.

Nicht nur aus diesem Grunde fiel es den Vertretern der operativen Fächer anfangs schwer, den Anaesthesisten als selbständigen und eigenverantwortlichen Partner im Operationssaal anzuerkennen. Vielerorts wurde die These vertreten, nach wie vor sei der Chirurg der "captain of the ship" im Operationssaal und der Anaesthesist habe sich seinen Weisungen zu fügen (12, 273).

Der Streit der Meinungen wurde schließlich durch eine juristische Diskussion entschieden. Während ENGISCH (76) in einem Gutachten diese soeben erwähnte "chirurgische" These vertrat, konnte WEISSAUER (278, 280, 286) überzeugend nachweisen, daß der Sinn einer Spezialisierung gerade in der Arbeitsteilung liegt, die die beteiligten Partner entlastet und es ihnen ermöglicht, sich ganz auf ihren eigentlichen Aufgabenbereich zu konzentrieren, der Chirurg auf den operativen Eingriff, der Anaesthesist auf das Narkoseverfahren (124). Der von WEISSAUER in diesem Zusammenhang angeführte "Vertrauensgrundsatz" besagt, daß jeder der Beteiligten davon ausgehen kann, daß sein Partner mit den notwendigen Kenntnissen und Erfahrungen und der erforderlichen Sorgfalt tätig ist und insoweit eine gegenseitige Überwachungspflicht entfällt, es sei denn, es wären grobe Qualifikationsmängel erkennbar. Mit dem Fehlen einer Überwachungspflicht ist selbstverständlich auch das Fehlen eines Weisungsrechtes verbunden, etwa des Operateurs dem Anaesthesisten gegenüber (146). Beide Arbeitspartner müssen aus ihrer fachlichen Sicht heraus die notwendigen Maßnahmen bestimmen, die zu einer fachgerechten Versorgung des Patienten erforderlich sind und sie im gegenseitigen Einvernehmen miteinander koordinieren (194, 258, 273). Daß dies im Einzelfall nicht immer leicht ist und gelegentlich aus objektiven und subjektiven Gründen zu Konfliktsituationen führen kann, versteht sich von selbst.

Es liegt auf der Hand, daß Unklarheiten über die Abgrenzung von Aufgabenbereichen und Verantwortlichkeiten ebenso die Sicherheit des Patienten beeinträchtigen können, wie persönliche Unstimmigkeiten zwischen Operateur und Anaesthesist. Eine Aufgabe dieses Beitrages ist es, die Kompetenzen der ärztlichen Partner aufzuzeigen, um Kompetenzüberschneidungen bzw. -lücken zu vermeiden und Lösungen für Kompetenzkonflikte anzubieten.

Die Entwicklung der Medizin in den letzten 25 Jahren hat die Berechtigung und Notwendigkeit zur Verselbständigung des Fachgebietes Anaesthesiologie bewiesen (175, 184). Insbesondere die in den letzten Jahrzehnten erfolgten Fortschritte in der operativen Medizin sind ohne den Anteil der Anaesthesiologie nicht denkbar (107, 133, 234). Dabei handelt es sich nicht nur um die Erschließung neuer operativer Gebiete, wie z. B. der Herz- oder der Transplantationschirurgie, sondern vor allem auch um die Ausweitung von Operationsindikationen auf extreme Altersgruppen und Risikopatienten (125, 127, 159, 196, 253, 316).

Im Zusammenhang mit der Notfall- und der Intensivmedizin, die beide ebenfalls von dieser Disziplin entscheidend geprägt werden, ist die Anaesthesiologie geradezu verantwortlich dafür, daß die moderne Medizin an Grenzen gestoßen ist, die die Frage haben auftreten lassen, ob alle technischen Mittel und wissenschaftlichen Möglichkeiten, die heute dem Arzt zur Verfügung stehen, bei jedem Patienten bis zum letzten ausgeschöpft werden müssen oder dürfen. Diese Frage nach den Grenzen der ärztlichen Behandlungspflicht berührt gerade auch den Anaesthesisten. Sie soll im Rahmen des vorgelegten Beitrages nur angedeutet werden; auf sie ist der Autor an anderer Stelle näher eingegangen.

Zweifellos hat die Entwicklung der modernen Anaesthesiologie zu einer erheblichen Verminderung des Anaesthesierisikos beigetragen. Eine Narkose ist heute für den Patienten im Regelfall kein Wagnis mit ungewissem Ausgang mehr. Daran haben fachspezifische pharmakologische Erkenntnisse ebenso wie Fortschritte der medizinischen Technik entscheidenden Anteil. Mit dieser Synthese wurde ein medizinisches Verfahren entwickelt, dessen Risiko in Abhängigkeit vom Alter und Zustand des Patienten und der Dauer und Ausdehnung des operativen Eingriffes (86, 99, 274) kalkulierbar geworden ist.

Mit dieser Feststellung soll zugleich zum Ausdruck gebracht werden, daß es auch heute noch kein Anaesthesieverfahren gibt, das als gänzlich risikolos bezeichnet werden könnte (22, 90, 92, 137, 155, 262). Im Gegenteil: Statistische Erhebungen zeigen, daß an der heutigen Operationsletalität das angewandte Betäubungsverfahren keineswegs unbeteiligt ist. Sowohl klinische Sammelstatistiken als auch die Erfahrungen großer Versicherungsgesellschaften bestätigen die hohe quantitative und qualitative Bedeutung von Anaesthesiezwischenfällen.

Wie läßt sich dieser Widerspruch erklären? Dazu ist zunächst zu sagen, daß durch die Ausweitung der Operationsindikation auf extreme Risikofälle und Altersgruppen auch das Risiko des Anaesthesieverfahrens, mag dieses auch noch so perfektioniert sein, ansteigen muß.

Hier stoßen wir immer häufiger an vorgegebene biologische Grenzen, die trotz optimaler Bedingungen im Einzelfall gelegentlich nicht mehr zu überwinden sind (109, 110, 127, 132, 223). Ein anderer Risikofaktor liegt in der technischen Kompliziertheit moderner Anaesthesieverfahren, die in der Regel mit kompletter Muskelrelaxation und kontrollierter (künstlicher) manueller oder apparativer Beatmung verbunden sind (17, 130, 132, 187, 189). Beim Handwerkzeug der früheren Narkoseschwester konnten keine technischen Pannen auftreten. Schimmelbuschmaske und Äthertropfflasche waren, wenn man einmal nur die rein manuelle Handhabung betrachtet, nahezu "narrensicher". Ein modernes Narkosegerät dagegen ermöglicht zwar im Gegensatz zu den vorgenannten primitiven Hilfsmitteln eine exakt dosierbare Narkosegaszufuhr und eine minutiös einstellbare apparative Beatmung des Patienten, beinhaltet aber zugleich eine Fülle technischer Fehlermöglichkeiten, die, nicht rechtzeitig erkannt, unter Umständen zum folgenschweren Narkosezwischenfall führen können (24, 74, 77, 78, 80, 88, 152, 220, 270, 308).

Die Abhängigkeit des Anaesthesisten von der Technik geht soweit, daß er sich darüber hinaus Einrichtungen bedient, die er selbst nicht mehr überschauen und überprüfen kann (25). So muß er sich z. B. darauf verlassen, daß eine im Keller befindliche Gasflaschenbatterie, die die zentrale Narkosegasversorgung speist, ordnungsgemäß installiert und gewartet wird. Dies bedingt wiederum die Notwendigkeit eines technischen Wartungsdienstes, dem seinerseits Fehler unterlaufen können, die nicht mehr in den ärztlichen Verantwortungsbereich fallen (11).

Ebenso wie der Operateur auf die Mithilfe von Operationsschwestern angewiesen ist, benötigt auch der Anaesthesist ärztliches Hilfspersonal (in der Regel Anaesthesieschwestern bzw. -pfleger), das die technische Vorbereitung von Anaesthesieverfahren übernimmt und ihm bei der Durchführung dieser Verfahren assistiert.

Eine wichtige, die Sorgfaltspflicht des Anaesthesisten berührende Frage lautet in diesem Zusammenhang, in welchem Umfange er Aufgaben an sein Assistenzpersonal delegieren und inwieweit er sich auf die ordnungsgemäße Ausführung dieser Aufgaben verlassen darf.

Zweifellos ist es schwierig, das Risiko von Anaesthesieverfahren anhand vorliegender Statistiken danach zu analysieren, ob es sich bei Komplikationen um patientenbezogene, krankheitsbedingte Ursachen handelt oder um verfahrensbezogene Zwischenfälle, sei es als Folge technischer Fehler, sei es als Folge ärztlicher Sorgfaltsmängel (184, 226). Technische Fehler im Rahmen von Anaesthesieverfahren sind relativ leicht zu definieren und im Einzelfall festzustellen. Eine zusammenfassende Darstellung ärztlicher Sorgfaltspflichten fehlt dagegen bisher noch. Diese erscheint aber notwendig, einerseits, um dem Anaesthesisten klar aufzuzeigen, was der einzelne Patient sowie die Gesellschaft in ihrer Gesamtheit - vertreten durch unsere Rechtspflege - von ihm erwarten darf, andererseits, um ihn vor ungerechtfertigten Anschuldigungen und Überforderungen zu schützen.

Es wurde schon erwähnt, daß gerade der Anaesthesist wie kaum ein anderer medizinischer Fachvertreter ein Opfer der Perfektion seiner Methoden geworden ist (228, 265, 297). Ein unerwarteter Exitus in tabula wird in der Regel zunächst einmal dem Anaesthesisten angelastet; erst wenn es ihm gelingt, glaubhaft zu machen, daß kein Sorgfaltsmangel, kein "ärztlicher Kunstfehler" vorliegt, ist der medizinische Laie bereit, die Komplikation als schicksalsbedingt oder mit dem operativen Grundleiden in Zusammenhang stehend anzuerkennen (225).

Aber selbst in der gerichtsmedizinischen und juristischen Diskussion neigt man dazu, den Anaesthesisten in eine Sonderstellung einzuordnen, indem man diskutiert, den unerwarteten tödlichen Narkosezwischenfall bei einem organgesunden Patienten als "nicht natürliche Todesursache" zu werten. Der Anaesthesist trägt somit neben einem hohen zivilrechtlichen auch ein ins Gewicht fallendes strafrechtliches Risiko. Mögen auch die meisten wegen eines Narkosezwischenfalles in Gang gesetzten staatsanwaltschaftlichen Ermittlungen ergebnislos verlaufen, für einen Arzt ist es dennoch deprimierend und verunsichernd, auf Dauer unter der Drohung strafrechtlicher Konsequenzen arbeiten zu müssen (223).

Gerade die Tätigkeit des Anaesthesisten im Operationssaal eignet sich wegen des umschriebenen, klar abgrenzbaren Aufgabenbereiches und der relativ gut überschaubaren medizinischen Situation und ärztlichen Verrichtungen besonders gut für einen Versuch, auf diesem Sektor Regeln der ärztlichen Sorgfaltspflicht aufzustellen. Zwar ist der Anaesthesist in weitem Umfange auch in anderen Bereichen tätig, etwa in der Notfallmedizin und in der Intensivmedizin, doch sind diese Bereiche wegen der Vielfältigkeit ihrer Bedingungen schwerer zu erfassen. Diese Untersuchung soll sich daher als erster Schritt zu einer umfassenden Analyse des gesamten anaesthesiologischen Arbeitsbereiches zunächst darauf beschränken, die ärztliche Aufgabenstellung bei der Durchführung von Betäubungsverfahren näher zu definieren, die Pflichten des anaesthesiologisch tätigen Arztes zu bestimmen und sie gegenüber der Verantwortung des Operateurs sowie den Aufgaben des ärztlichen Hilfspersonals abzugrenzen.

Die Darstellung anaesthesiologischer Sorgfaltspflichten verfolgt dabei zwei Ziele: Sie soll den Anaesthesisten vor unberechtigten Vorwürfen und damit vor der Versuchung schützen, eine defensive Medizin zu betreiben. Zugleich soll sie aber auch vermeidbare Risikofaktoren aufzeigen, um sie zu limitieren zugunsten einer größtmöglichen Sicherheit des sich uns anvertrauenden Patienten.

2. Allgemeiner Teil

2.1. Aufgaben und Verantwortung des Anaesthesisten

Die fachärztliche Weiterbildungsordnung als Bestandteil der ärztlichen Berufsordnung enthält in ihrer Fassung von 1976 folgende Definition des Fachgebietes Anaesthesiologie:

"Die Anaesthesiologie umfaßt die allgemeine und lokale Anaesthesie einschließlich deren Vor- und Nachbehandlung, die Aufrechterhaltung der vitalen Funktionen während operativer Eingriffe, die Wiederbelebung und die Intensivtherapie in Zusammenarbeit mit den für das Grundleiden zuständigen Ärzten."

Wenn man von der Wiederbelebung und der Intensivtherapie absieht, läßt sich der engere Aufgabenbereich des Anaesthesisten somit in drei Sektoren gliedern:

1. Die präoperative Vorbereitung des Patienten
2. Die anaesthesiologische Versorgung des Patienten im Operationssaal
3. Die postoperative Betreuung

Zu 1. Zur Vorbereitung des Patienten gehört die Aufnahme einer fachspezifischen Anamnese, die Untersuchung des Patienten bzw. die Auswertung vorliegender Befunde, die Auswahl des Anaesthesieverfahrens im Hinblick auf den Zustand des Patienten und die Art der Operation, das Gespräch mit dem Patienten, verbunden mit einer angemessenen Aufklärung und das Einholen einer rechtswirksamen Einwilligung. Falls erforderlich, sind zusätzliche diagnostische oder therapeutische Maßnahmen im Benehmen mit dem Operateur zu veranlassen.

Zu 2. Die Versorgung des Patienten im Operationssaal umfaßt die Schmerzausschaltung mit oder ohne Ausschaltung des Bewußtseins, die Gewährleistung angemessener Operationsbedingungen für den Operateur (z. B. durch Muskelrelaxierung) und die Überwachung und Aufrechterhaltung der vitalen Funktionen während des Eingriffes.

Zu 3. Die postoperative Betreuung beinhaltet im wesentlichen die Fortsetzung der Überwachung und Aufrechterhaltung der vitalen Funktionen im Aufwachraum, die Schmerzbekämpfung und erforderlichenfalls Sedierung des Patienten.

Die Verantwortung des Anaesthesisten endet in der Regel mit der auf seine Veranlassung erfolgten Verlegung des Patienten aus dem Aufwachraum auf die Krankenstation, nachdem dieser aus der Narkose erwacht und wieder im vollen Besitz seiner Schutzreflexe ist.

Dieser zunächst grob umrissene Aufgaben- und Verantwortungsbereich bezieht sich nicht nur auf den Facharzt für Anaesthesiologie, sondern auf jeden anaesthesiologisch tätigen Arzt, sei es, daß er sich in fachanaesthesiologischer Weiterbildung befindet, sei es, daß es sich um den Arzt einer anderen Disziplin handelt, der regelmäßig oder gelegentlich anaesthesiologisch tätig wird.

Grundsätzlich ist davon auszugehen, daß jeder approbierte Arzt alle medizinischen Verrichtungen ausführen darf, sofern er die notwendigen Kenntnisse und Erfahrungen besitzt (239). Das Gebot der Berufsordnung für Fachärzte, sich im wesentlichen auf ihr Fachgebiet zu beschränken, gilt für anaesthesiologische Leistungen nur bedingt.

Da das Fachgebiet sich aus der operativen Medizin, insbesondere aus der Chirurgie heraus, entwickelt hat, gehört zum Inhalt der Weiterbildung fast aller operativen Fächer auch die Vermittlung und der Erwerb fachspezifischer anaesthesiologischer Kenntnisse. Vom Vertreter eines operativen Fachgebietes wird erwartet, daß er erforderlichenfalls in seinem Fachgebiet selber anaesthesiologisch tätig werden kann.

Der Operateur, der fachgebundene anaesthesiologische Leistungen erbringt, hat dabei freilich die anerkannten Regeln dieses Fachgebietes ebenso wie der Anaesthesist zu beachten.

Unstreitig wird heute als erforderlich angesehen, für jedes Krankenhaus mit operativen Betten eine fachanaesthesiologische Versorgung sicherzustellen. Bei größeren Krankenhäusern (ab 100 bis 150 operativen Betten) sollte diese Versorgung durch eine selbständige Anaesthesieabteilung erfolgen (44, 49, 175, 199, 203, 225, 280). Dem ärztlichen Leiter dieser Abteilung obliegt die Gesamtverantwortung für die anaesthesiologische Betreuung der Patienten derjenigen Krankenhausfachabteilungen, deren Versorgung zu seiner Dienstaufgabe deklariert wurde. Da es unabhängig von der Zahl der zu versorgenden Betten für diesen einen Arzt völlig unmöglich wäre, sämtliche anaesthesiologischen Leistungen höchstpersönlich zu erbringen, ist er darauf angewiesen, einen Teil seiner Aufgaben auf die ihm vom Krankenhausträger in ausreichender Anzahl zur Verfügung zu stellenden ärztlichen Mitarbeiter zu delegieren (280). Dabei hat er die Kenntnisse und Erfahrungen dieser Ärzte zu berücksichtigen. Bei Fachärzten kann er im allgemeinen davon ausgehen, daß diese über eine ausreichende Qualifikation verfügen; bei ihnen hat er sich lediglich von der persönlichen Zuverlässigkeit zu überzeugen und kann sich im übrigen auf gelegentliche Stichproben beschränken. Anders liegen die Verhältnisse bei Ärzten, die sich noch in fachärztlicher Weiterbildung befinden. In Abhängigkeit von dem Weiterbildungsstand dieser Ärzte und dem Schwierigkeitsgrad der übertragenen Aufgabe sind diese durch ihn selber oder durch von ihm beauftragte qualifizierte Ärzte (Oberärzte) in geeigneter Weise zu unterweisen und zu beaufsichtigen (292).

Davon unberührt bleibt die persönliche Verantwortung des einzelnen Arztes, die ihm übertragene Aufgabe mit der erforderlichen

Sorgfalt und nach bestem Wissen durchzuführen (Prinzip der Eigenverantwortung) (141, 280, 286, 300). Fühlt er sich aufgrund seines Wissensstandes oder angesichts besonderer Schwierigkeiten des Einzelfalles überfordert, so muß er dies in unmißverständlicher Weise dem leitenden Arzt bzw. seinem Vertreter gegenüber zum Ausdruck bringen, damit dieser veranlaßt wird, eine andere Einteilung vorzunehmen oder im Einvernehmen mit dem Operateur den Eingriff auf einen späteren Zeitpunkt zu verschieben.

Muß der leitende Anaesthesist einem seiner nachgeordneten Ärzte eine Aufgabe zuweisen, der dieser nach seinen Kenntnissen und Erfahrungen nicht voll gewachsen ist, kann er diesen Kollegen aber nicht in ausreichender Weise überwachen oder überwachen lassen und ist der Eingriff unaufschiebbar, so ist der Operateur von diesem Umstand in Kenntnis zu setzen, der damit Aufsichtspflicht und Weisungsrecht, d. h. die Verantwortung für das Anaesthesieverfahren übernehmen muß (286). Der operierende Arzt wird damit allerdings mit einer Doppelverantwortung - für den operativen Eingriff und für das Anaesthesieverfahren - belastet, die nur bei kleinen, risikoarmen Eingriffen tragbar erscheint (106, 289, 300).

Das gleiche gilt in vermehrtem Umfange, wenn anstelle eines Arztes eine Krankenschwester, ein Krankenpfleger oder eine sonstige ärztliche Hilfskraft die im Zusammenhang mit dem Anaesthesieverfahren notwendigen Verrichtungen ausführen muß und ein Anaesthesist zu ihrer Überwachung nicht zur Verfügung steht (272, 273, 280).

Da der Operateur bei diesem Personenkreis nur ein geringes Maß an physiologischen und pharmakologischen Kenntissen voraussetzen kann, bedarf es hierbei einer ganz besonders intensiven Anleitung und Überwachung, ein Umstand, der mit der notwendigen Konzentration des Operateurs auf seinen eigentlichen Aufgabenbereich kaum noch vereinbar erscheint.

Es ist daher zu fordern, daß dieser personelle Notbehelf in Zukunft nur noch in unumgänglichen Ausnahmesituationen zur Anwendung gelangt. - Daß Krankenschwestern bzw. Krankenpfleger völlig unabhängig von ihrer Aus-, Weiter- oder Fortbildung und ohne Rücksicht auf mögliche fachliche Erfahrungen niemals selbständig und eigenverantwortlich ein Anaesthesieverfahren durchführen können, wurde eingangs schon betont (106, 141, 184, 279).

Dort, wo der leitende Anaesthesist nicht nur in gelegentlichen Ausnahmen aufgrund seiner Personalsituation auf derartige Notlösungen zurückgreifen muß, sollte er seinen Krankenhausträger in schriftlicher Form auf die Unzulänglichkeiten hinweisen und diesen nachdrücklich an seine Organisationsverpflichtung erinnern (208, 263, 264).

Zur Voraussetzung für die ordnungsgemäße Leitung einer Anaesthesieabteilung nach den Regeln der ärztlichen Sorgfaltspflicht gehört somit eine genügende Anzahl ärztlicher Mitarbeiter, d. h. in erster Linie ein ausreichender ärztlicher Stellenplan (206, 208). In Anbetracht der unterschiedlichen Schwere und Dauer operativer Eingriffe sowie der unterschiedlichen Operationsfrequenz, bezogen auf die Zahl der operativen Betten, eignet sich als Bemessungsgrundlage für diesen ärztlichen Stellenplan weder die Zahl der operativen Betten eines Krankenhauses noch die Anzahl operativer und diagnostischer Eingriffe in einem definierten Zeitraum. Der Berufsverband Deutscher Anaesthesisten (BDA) hat von Anfang an den Standpunkt vertreten, daß alleine die Zahl der regelmäßig zu versorgenden Operationstische den geeigneten Maßstab darstellt, da hierbei der Zeitaufwand pro Eingriff automatisch berücksichtigt wird. Dieser Bemessungsgrundsatz fand daraufhin auch Eingang in die "Anhaltszahlen für die Besetzung der Krankenhäuser mit Ärzten" der Deutschen Krankenhausgesellschaft (DKG) vom 19.9.1969. Allerdings war die in diesen Anhaltszahlen enthaltene Formel:

"n + 15%" (15% = Ausgleich für Urlaubs- und Erkrankungsfälle)

völlig unzulänglich, da in ihr sowohl der leitende Arzt als auch die erforderliche Zahl der Oberärzte einer Anaesthesieabteilung enthalten sein sollte. Die Realisierung dieser Anhaltszahlen würde den leitenden Arzt und die Oberärzte der Abteilung für die gesamte Dauer des Operationsprogrammes fest an einen Operationstisch binden. Sie könnten somit ihren Unterweisungs- und Aufsichtspflichten nicht nachkommen.

Bei dieser zu knapp bemessenen Formel wurde auch die Tatsache nicht berücksichtigt, daß sich im anaesthesiologischen Routinebetrieb Pausen und Überschneidungen nicht vermeiden lassen und der leitende Anaesthesist im Gegensatz zum leitenden Arzt einer anderen Fachabteilung die anfallende Arbeit im allgemeinen nicht nach eigenem Ermessen in Abhängigkeit von der Personalsituation seiner Abteilung einteilen kann, sondern sich der Arbeitseinteilung anderer anpassen muß.

Im Zuge einer stärkeren Hinwendung auf die Kostensituation des Krankenhauswesens wurde im Jahre 1974 durch den Senator für Gesundheit und Umweltschutz in Berlin eine auf betriebswirtschaftlichen Methoden beruhende Personalanalyse an den Anaesthesieabteilungen dreier städtischer Krankenhäuser Berlins (Moabit, Neukölln und Wilmersdorf) vorgenommen. Diese Untersuchung ergab, daß die unmittelbare anaesthesiologische Betreuung des Patienten im Operationssaal nur 50% der Arbeitszeit eines Anaesthesisten umfaßt. Die andere Hälfte seiner Arbeitszeit verbringt der Anaesthesist mit der Vorbereitung und Nachsorge des Patienten, mit Dienstbesprechungen usw. Dabei blieb die Tätigkeit des Anaesthesisten in der Intensiv- bzw. Notfallmedizin unberücksichtigt.

Aus dieser Erkenntnis wurde folgende Formel abgeleitet:

1 ärztliche Planstelle = 52.000 Narkoseminuten
(52.000 min = 50% der jährlichen Arbeitszeit eines städtischen Angestellten)

Dieser Schlüssel stellt somit nicht ab auf die Zahl der Operationstische, sondern auf die Operations- bzw. Narkosedauer. Seine Anwendung setzt voraus, daß die Anzahl der Narkoseminuten anhand der vorliegenden Anaesthesieprotokolle jährlich errechnet wird, oder eine wirklichkeitsnahe Schätzung dadurch erfolgt, daß man die jährlich durchgeführten operativen Eingriffe in kleine, mittlere und große aufteilt und unter Zugrundelegung festgesetzter Durchschnittswerte den zeitlichen Gesamtaufwand überschlagsmäßig berechnet. Nach wie vor halten wir dagegen die Bezugnahme auf den regelmäßig zu versorgenden Operationstisch für geeigneter, da dieser Begriff als transparenter und realitätsnäher besser erfaßbar ist. Allerdings erschien eine präzisere Definition wünschenswert.

Diese ist in den neuen Anhaltszahlen der DKG vom September 1974 in enger Fühlungnahme mit dem BDA erfolgt (168). In diesen Anhaltszahlen wird die "Zahl der Arbeitsplätze (Operationstische, Untersuchungsplätze u. a.), die an 5 Tagen bis zu 5 Std täglich gleichzeitig anaesthesiologisch versorgt werden" als Maßstab für den Personalschlüssel zugrunde gelegt. Damit fand die Tatsache Berücksichtigung, daß in zunehmendem Maße auch bestimmte diagnostische Eingriffe eine anaesthesiologische Versorgung erfordern. Angesichts der Limitierung der wöchentlichen Arbeitszeit angestellter Ärzte ergab sich ferner die Notwendigkeit, einen Zeitfaktor in den Schlüssel aufzunehmen.

Ungeachtet der unterschiedlichen Bemessungsgrundlage beruhen die neuen Anhaltszahlen auf den Erkenntnissen der Berliner Untersuchungen. Aufgrund dieser Erkenntnisse ergibt sich für die Besetzung von anaesthesiologischen Fachabteilungen mit Ärzten der Schlüssel: "n + 58%".

Dieser Schlüssel bedeutet, daß für zwei anaesthesiologische Arbeitsplätze etwa drei ärztliche Planstellen in Ansatz zu bringen sind. Damit ist die durch die Berliner Untersuchung bestätigte Tatsache berücksichtigt, daß der Aufgabenbereich des Anaesthesisten außerhalb des Operationssaales, insbesondere die präoperative Vorbereitung und postoperative Nachsorge des Patienten, einen wesentlichen Anteil der Arbeitszeit umfaßt, ferner, daß die Fachärzte im Rahmen einer Anaesthesieabteilung neben den persönlich zu erbringenden anaesthesiologischen Leistungen auch durch die Unterweisung und Überwachung von Kollegen in Anspruch genommen werden, die sich noch in den verschiedenen Stadien der fachärztlichen Weiterbildung befinden.

Insoweit kann der in den neuen Anhaltszahlen der DKG enthaltene Personalschlüssel für das Fachgebiet Anaesthesiologie auch von ärztlicher Seite als ausreichend angesehen werden, um den Sorgfaltspflichten des Anaesthesisten Rechnung zu tragen.

Umso bedenklicher ist es, daß diese neuen Anhaltszahlen der DKG nicht überall Anerkennung finden, weil sie von verschiedenen Seiten als überhöht angesehen werden. Ob dieser Vorwurf für andere Fachgebiete zutrifft, entzieht sich unserer Beurteilung. Für das Fachgebiet Anaesthesiologie kann diese Feststellung jedenfalls aufgrund der Berliner Untersuchungen als mit Sicherheit unzutreffend bezeichnet werden. Trotzdem lehnt eine Reihe von für das Krankenhauswesen zuständigen Länderministerien es ab, bei der Festsetzung von Krankenhauspflegesätzen die neuen

Anhaltszahlen der DKG zugrunde zu legen und verweist an deren Stelle auf die alten Anhaltszahlen der DKG von 1969. Dabei besteht offenbar keine Bereitschaft, die unterschiedlichen Voraussetzungen der einzelnen Fachgebiete einer differenzierteren Betrachtung zu unterziehen (208).

Nach der neuen Krankenhausgesetzgebung ist der Spielraum des einzelnen Krankenhausträgers, seinen Personalbestand nach den speziellen Bedürfnissen im eigenen Ermessen zu berechnen, dadurch weitgehend eingeengt, daß der Krankenhausträger sich bei der Festsetzung der Pflegesätze den Grundsätzen einer "wirtschaftlichen Betriebsführung" zu unterwerfen hat und u. U. zu Kürzungen seiner Personalaufwendungen veranlaßt werden kann.

Die Schwierigkeit liegt darin, diese Grundsätze einer "wirtschaftlichen Betriebsführung" mit den Erfordernissen einer "zweckmäßigen und ausreichenden" medizinischen Patientenversorgung in Einklang zu bringen. Legt man die alten Anhaltszahlen der DKG von 1969 zugrunde, so ist - jedenfalls für das Fachgebiet Anaesthesiologie - eine zweckmäßige und ausreichende Patientenversorgung aus den oben erwähnten Gründen nicht gewährleistet. Weder kann der Anaesthesist unter diesen Voraussetzungen seinen gesamten Verpflichtungen einschließlich der präoperativen Vorbereitung und der postoperativen Nachsorge des Patienten nachkommen, noch können unter diesen Umständen jüngere, in der Einarbeitungsphase befindliche Kollegen sowie das medizinische Assistenzpersonal ordnungsgemäß angeleitet und überwacht werden.

Damit erhebt sich die Frage, ob es mit den Sorgfaltspflichten eines Anaesthesisten in Einklang zu bringen ist, trotz einer unzulänglichen Personalsituation den Versuch zu machen, die an ihn herangetragenen Aufgaben dadurch zu bewältigen, daß er Improvisationen und Kompromisse in Kauf nimmt. Diese Frage ist eindeutig zu verneinen.

Das Oberlandesgericht Köln hat in einem vom Bundesgerichtshof bestätigten Grundsatzurteil die Sicherheit des Patienten als vorrangig bezeichnet, demgegenüber eine Verzögerung des Operationsprogrammes hingenommen werden müsse (264, 291). Die Selbstverständlichkeit dieser speziell auf den anaesthesiologischen Arbeitsbereich bezogenen Feststellung erkennt man an einem Analogieschluß zum Verkehrsrecht: Auch hier hat der verständliche Wunsch, möglichst schnell zum Ziel zu gelangen, zurückzustehen gegenüber der Forderung nach korrekter Einhaltung der Verkehrsregeln im Interesse einer größtmöglichen Sicherheit der Verkehrsteilnehmer.

Der Anaesthesist ist somit gehalten, seinen Sorgfaltspflichten auch unter den Bedingungen einer schwierigen oder sogar unzulänglichen Personalsituation nachzukommen (166). Gerät er aufgrund solcher Umstände in eine Pflichtenkollision, so hat er der Sicherheit des Patienten den Vorrang zu geben und den Operateur gegebenenfalls zu veranlassen, einen oder einige nicht dringliche Eingriffe aufzuschieben, oder aber der Operateur muß im Einzelfall nach dem oben Gesagten selbst die Verantwortung für das Anaesthesieverfahren übernehmen. Unberührt davon bleibt die Verpflichtung des Krankenhausträgers, die personellen Voraussetzungen für die "medizinisch zweckmäßigen und ausreichenden Krankenhausleistungen", d. h. auch für eine fachgerechte anaesthesiologische Versorgung zu gewährleisten (208, 225, 263, 264, 280).

2.2. Beziehungen und Zusammenarbeit zwischen Operateur und Anaesthesist

Wie eingangs schon erwähnt, bestimmen sich die Beziehungen zwischen Operateur und Anaesthesist nach dem sogenannten "Vertrauensgrundsatz". Dieses vom Verkehrsrecht übernommene Prinzip wurde von WEISSAUER speziell am Beispiel der Zusammenarbeit Chirurg - Anaesthesist auf die Rechtsmedizin übertragen. Der anfangs noch umstrittene Grundsatz hat inzwischen allgemeine Anerkennung gefunden und ist auch von den beteiligten Ärzten sowie den berührten wissenschaftlichen Fachgesellschaften und Berufsverbänden als Grundlage der Zusammenarbeit akzeptiert worden.

Schon 1955 traf K. H. BAUER (16) als kompetenter Vertreter des Fachgebietes Chirurgie folgende Feststellung:

"Wir stehen heute im Operationssaal vor der irreversiblen Tatsache der Arbeitsteilung: Der Operateur widmet sich ganz und nur seiner Operation, während der Anaesthesist alle vitalen Funktionen des Kranken steuert und überwacht. Wer Paradoxa liebt, kann es auch so ausdrücken: Der Anaesthesist ist der Spezialist für alles Nichtoperative, für alles Nichtspezialistische, gewissermaßen für alles Allgemeinchirurgische, während der Operateur Spezialist für die spezielle Operation ist."

Mittlerweile hat das Fachgebiet Anaesthesiologie mit fast allen operativen Fächern Vereinbarungen über die Zusammenarbeit getroffen, die diesen Grundsatz bestätigen und näher definieren (20, 21, 43, 46, 48). Insbesondere wird hierin klargestellt, daß der Anaesthesist seine Tätigkeit selbständig und weisungsfrei und somit eigenverantwortlich ausübt, und daß es in seinem Kompetenzbereich liegt, die Wahl des Anaesthesieverfahrens "im Benehmen mit dem Operateur" zu treffen.

Diese rechtliche Klarstellung des Verhältnisses zwischen Operateur und Anaesthesist kann aber nicht darüber hinwegtäuschen, daß es in der Praxis der Zusammenarbeit Schwierigkeiten geben kann, einmal weil sich der beiderseitige Aufgabenbereich nicht überall scharf abgrenzen läßt, und zum anderen, weil der juristische Vertrauensgrundsatz auch auf der menschlichen Ebene eine gewisse Vertrauensbasis voraussetzt, die nicht immer vorhanden ist und schon gar nicht überall erzwungen werden kann.

Die Abgrenzung der wechselseitigen Aufgaben und Verantwortungsbereiche ist bei der gemeinsamen Tätigkeit im Operationssaal, d. h. während des eigentlichen Eingriffes, noch am genauesten vorzunehmen. Ist das Anaesthesieverfahren eingeleitet und hat die Operation begonnen, so sind damit fast alle notwendigen, auf den Patienten bezogenen Grundsatzentscheidungen von Operateur und Anaesthesist bereits getroffen worden: Indikationsstellung zur Operation, Auswahl zwischen mehreren Operationsmethoden, Wahl des Anaesthesieverfahrens, Voruntersuchung des Patienten, Durchführung und Auswertung notwendiger diagnostischer Maßnahmen im Hinblick auf die Operation und das Anaesthesieverfahren, Vorbereitung des Patienten, Terminierung der Operation.

Alle diese Grundsatzentscheidungen fallen in die präoperative Phase. Es ist zuzugeben, daß in dieser Phase der Operateur eine faktische Prädominanz besitzt (272). WEISSAUER (278) charakterisiert diesen Umstand wie folgt:

"Und schließlich kommt als "faktisches Moment" in Betracht, daß bei der Zusammenarbeit zwischen Chirurg und Anaesthesist die Initiative weitgehend dem Chirurgen zufällt. Dieser entscheidet im Einverständnis mit dem Patienten, zu dem er die älteren und engeren Beziehungen hat, ob, wo und wann die Operation durchgeführt werden soll. Er wägt hierzu das Operationsrisiko ab und kalkuliert zumindest überschlägig auch das Risiko der Narkose mit ein. Er legt sich einen Operationsplan zurecht und bestimmt, soweit nicht der Patient selbst Wünsche äußert, oder sich dies aus den besonderen Verhältnissen des Krankenhauses ergibt, ob überhaupt und gegebenenfalls welcher Anaesthesist zugezogen werden soll. Erst wenn der Chirurg diese Vorentscheidungen getroffen hat, beginnt im Regelfall auf seine Veranlassung die präoperative Tätigkeit des Anaesthesisten."

Damit wird zum Ausdruck gebracht, daß die Narkose für den Patienten keinen Zweck an sich, sondern nur ein Mittel zum Zweck, d. h. zum Zwecke der Durchführung eines operativen oder diagnostischen Eingriffes darstellt. Andererseits muß betont werden, daß nicht selten das Risiko des Anaesthesieverfahrens das Risiko des geplanten Eingriffes übersteigt, so daß dieser "naturgegebenen" Prädominanz des Operateurs Grenzen gesetzt sind (285, 302).

Zunächst ist die Frage zu erörtern, ob der Operateur in jedem Falle einen Anaesthesisten zuziehen muß. Es liegt auf der Hand, daß dort, wo kein Anaesthesist zur Verfügung steht, der Operateur in der Regel gezwungen ist, den Eingriff ohne seine Mithilfe durchzuführen. Anderenfalls käme es in weiten Bereichen zum Stillstand des Operationsbetriebes (264).

Die Problematik, daß damit der Operateur in wechselndem Umfange, nämlich nach Maßgabe der Kenntnisse und Erfahrungen seines "Erfüllungsgehilfen", die Verantwortung nicht nur für den speziellen Eingriff, sondern auch für das Anaesthesieverfahren zu übernehmen hat, soll hier nicht weiter vertieft werden.

Zweifellos gibt es Risikopatienten und bestimmte Risikoverfahren, bei denen der Operateur nicht auf die Mithilfe eines Fachanaesthesisten verzichten kann, wenn er den Vorwurf vermeiden will, einen Eingriff durchgeführt zu haben, obwohl er nicht über die erforderlichen personellen Voraussetzungen verfügte (Übernahmeverschulden) (289). Solche Fälle muß er an fachanaesthesiologisch versorgte Krankenhäuser überweisen. Daß vitalindizierte, eilbedürftige Operationen hier eine Ausnahmesituation schaffen können, versteht sich von selbst (263, 278, 293).

Schwieriger verhält es sich dort, wo ein Fachanaesthesist zur Verfügung stehen könnte, der Operateur aber trotzdem auf seine Hinzuziehung verzichtet. Dieser Verzicht kann mehrere Gründe haben. Einmal kann der geplante Eingriff so geringfügig sein, daß es sich in den Augen des Operateurs "nicht lohnt", einen Anaesthesisten hinzuzuziehen. Dabei muß allerdings beachtet werden, daß es nach übereinstimmender Ansicht "wohl eine kleine Chirurgie, nicht aber eine kleine Anaesthesie" gibt. Hiermit soll zum Ausdruck gebracht werden, daß die Risikoquote des Anaesthesieverfahrens weniger von Veranlassung und Dauer abhängt als die einer Operation. Jedenfalls hat ein Operateur, der auf die mögliche und für ihn zumutbare Beiziehung eines Anaesthesisten verzichtet, dies zu vertreten, falls eine Anaesthesiekomplikation eintritt. Er wird sein Vorgehen an den Maßstäben messen lassen müssen, die an einen Fachanaesthesisten in gleicher Situation anzulegen wären (106, 263).

Häufig ist es der Zeitfaktor, der den Operateur veranlaßt, auf die Mitarbeit des Anaesthesisten generell oder im Einzelfall zu verzichten. Bei dem immer noch bestehenden Mangel an Fachanaesthesisten kommt es nicht selten vor, daß der Anaesthesist zu dem vom Operateur gewünschten Zeitpunkt nicht zur Verfügung stehen kann und einen anderen Termin vorschlägt. Hier ist es eine Frage der Risikobelastung für den Patienten einerseits und der Zumutbarkeit für den Operateur andererseits, ob man diesen Verzicht für vertretbar halten kann oder nicht.

Der Anaesthesist wiederum muß sich bei der Einteilung seines Tagesprogrammes in erster Linie nach der medizinischen Dringlichkeit des Einzelfalles richten, erst in zweiter Linie kann er auch die Arbeitsbedingungen des Operateurs berücksichtigen und bemüht sein, diesem keine unzumutbaren Verzögerungen aufzunötigen. Daß solche zunächst rein organisatorischen Schwierigkeiten leicht auch zu menschlichen Konflikten bei der Zusammenarbeit zwischen Operateur und Anaesthesist führen können, liegt auf der Hand.

Im Gegensatz zu frei niedergelassenen oder in reinen Belegkrankenhäusern operativ tätigen Ärzten hat der am Anstaltskrankenhaus angestellte leitende Arzt einer operativen Abteilung in der Regel keine Wahl, mit einem Anaesthesisten zusammenzuarbeiten oder nicht, sofern das Haus eine Anaesthesieabteilung besitzt. Im allgemeinen gehört zu den Dienstaufgaben eines angestellten leitenden Anaesthesisten die anaesthesiologische Versorgung sämtlicher Patienten des Krankenhauses. Das schließt nicht aus, daß aufgrund vertraglicher Bestimmungen oder persönlicher Vereinbarung bestimmte Anaesthesieleistungen trotzdem dem Aufgabenbereich des Operateurs zugeordnet werden, etwa die lokale Infiltrationsanaesthesie. Im übrigen muß aber der Operateur die Zuständigkeit des Anaesthesisten als gegeben hinnehmen und ihm die notwendigen Voraussetzungen schaffen, damit dieser seine Verpflichtungen erfüllen kann (280, 289).

Bei diesen Voraussetzungen spielt der Zeitfaktor sowohl organisatorisch als auch medizinisch eine ausschlaggebende Rolle. In Anbetracht der fast immer noch vorhandenen Personalknappheit ist der leitende Anaesthesist für seine Disposition auf eine möglichst frühe Bekanntgabe des Operationsprogrammes angewiesen. Hierbei haben die leitenden Ärzte der operativen Abteilungen zu berücksichtigen, daß die Anaesthesieabteilung nicht nur eine, sondern mehrere, im Regelfall sogar alle operativen Abteilungen des Hauses zu versorgen hat. Ferner ist zu beachten, daß der leitende Anaesthesist über ärztliche Mitarbeiter in verschiedenen Stadien der Weiterbildung und damit von sehr unterschiedlicher Qualifikation verfügt (280). Diese Mitarbeiter können somit nicht gleichmäßig und überall eingesetzt werden. Er muß insoweit Gelegenheit haben, auf das Operationsprogramm Einfluß zu nehmen, um gegebenenfalls Risikofälle erfahrenen Mitarbeitern zuordnen zu können.

In Anbetracht einer 8-stündigen regelmäßigen täglichen ärztlichen Arbeitszeit müßte es möglich sein und erscheint es zumutbar, um 14 Uhr das Operationsprogramm des folgendes Tages mitzuteilen. Selbstverständlich schließt dies einzelne Änderungen nach diesem Zeitpunkt aus organisatorischen oder medizinischen Gründen nicht aus, die im Benehmen mit dem Anaesthesisten erfolgen sollten. Eine solche frühzeitige Bekanntgabe liegt auch im Interesse der operativen Abteilungen, da der leitende Anaesthesist rechtzeitig auf personelle Engpässe seiner Abteilung hinweisen und auf eine sachgerechte Umstellung oder Verminderung des Operationsprogrammes hinwirken kann (263, 289).

Darüber hinaus liegt es auf der Hand, daß der Mittag des Vortages der letztmögliche Zeitpunkt ist, an dem der Anaesthesist noch eine sinnvolle Prämedikationsvisite machen kann, wenn diese erforderlichenfalls auch die Anordnung weiterer diagnostischer oder therapeutischer Maßnahmen beinhalten soll. Zweifellos wäre es wünschenswert, dem Anaesthesisten bereits einige Tage im voraus, dann nämlich, wenn die Operationsindikation gestellt wird, Gelegenheit zu geben, einen ersten Kontakt mit dem Patienten aufzunehmen, vielleicht sogar schon anläßlich einer ambulanten Voruntersuchung. Hierbei ließen sich die erforderlichen Untersuchungen und Maßnahmen ohne jeden Zeitdruck veranlassen. Auch brächte diese Regelung erhebliche psychologische Vorteile in den Beziehungen zwischen Anaesthesist und Patient mit sich. Eine solche Regelung wird zwar von den Berufsverbänden der Chirurgen und Anaesthesisten angestrebt, sie gehört aber zur Zeit noch zu den Ausnahmen.

Aufgrund des erwähnten Vertrauensgrundsatzes hat der Anaesthesist weder die Pflicht noch das Recht, die operative Diagnose und die sich daraus ergebende Operationsindikation zu überprüfen. Er muß sie auch dann als gegeben hinnehmen, wenn sie mit seiner persönlichen Ansicht über die Umstände des Einzelfalles nicht übereinstimmen, sofern die Entscheidung des Operateurs im kunstgerechten ärztlichen Ermessensspielraum liegt. Nimmt der Anaesthesist jedoch, etwa anläßlich der anaesthesiologischen Voruntersuchung, Umstände wahr, die dem Operateur entgangen sein könnten, so muß er ihn darüber unterrichten, um ihm Gelegenheit zur Überprüfung seiner Diagnose und Indikationsstellung zu geben. Im übrigen aber hat er die Entscheidungen des Operateurs zu respektieren (289).

Schwierig wird die Situation des Anaesthesisten in den Extremfällen einer offenkundigen groben Fehldiagnose oder grob fehlerhaften Indikationsstellung. Hier muß der Anaesthesist seine gegenteilige Meinung entschieden zur Geltung bringen und notfalls sogar die Mitwirkung an dem Eingriff verweigern (200). Führt der Operateur den Eingriff gleichwohl durch, so kann sich unter Umständen die Mitwirkung des Anaesthesisten aufgrund seiner Hilfeleistungspflicht dem Patienten gegenüber als notwendig erweisen (272, 273).

Dagegen gehört es zur regelmäßigen Aufgabe des Anaesthesisten, sich an der Risikoabwägung insoweit stets zu beteiligen, als das Anaesthesierisiko auf die Operationsindikation Einfluß gewinnt. Im allgemeinen wird bereits der Operateur die notwendigen Untersuchungen nicht nur zur Abklärung der speziellen Diagnose, sondern auch zur Beurteilung des Allgemeinzustandes und damit des allgemeinen Risikos angeordnet haben (281). Darüber hinaus aus seiner Sicht erforderlich werdende Untersuchungen hat der Anaesthesist zu veranlassen. Denkbar ist auch, daß der Anaesthesist aufgrund seiner Beurteilung empfiehlt, den Vertreter eines weiteren Faches - etwa einen Internisten - hinzuzuziehen. Es ist auch Aufgabe des Anaesthesisten, daraus resultierende therapeutische Notwendigkeiten im Benehmen mit dem Operateur zu veranlassen, wobei er allerdings Sorge zu tragen hat, daß sich der daraus ergebende Zeitverzug in unvermeidlichen Grenzen hält.

Sieht der Anaesthesist aus seiner fachspezifischen Perspektive aufgrund dieser Voruntersuchungen Bedenken gegen den Eingriff, so muß er sie dem Operateur mitteilen. Dieser hat sie bei der Gesamtabwägung als kontraindizierende Faktoren in Rechnung zu stellen. Kommt der Operateur bei einer solchen gewissenhaften Abwägung zu dem Ergebnis, daß die aus der Sicht seines Fachgebietes sprechenden Gesichtspunkte überwiegen, so muß der Anaesthesist das Urteil des Operateurs im Rahmen des Vertrauensgrundsatzes respektieren. Das heißt, der Anaesthesist darf trotz der aus der Sicht seines Fachgebietes bestehenden Bedenken die Mitwirkung nicht verweigern; er muß vielmehr bemüht sein, das hohe Risiko des Eingriffes zu vermindern (203).

Selbstverständlich trägt der Operateur dann, wenn er gegen die ausdrückliche Meinung des Anaesthesisten den Eingriff durchführt, ein besonderes Maß an Verantwortung und muß gegebenenfalls diese Entscheidung vertreten (263, 278). Umgekehrt darf aber auch der Anaesthesist nicht versuchen, dem im Interesse einer optimalen Behandlung unvermeidlichen Risiko aus dem Wege zu gehen und sich im Sinne einer defensiven Medizin weniger zum Wohle des Patienten, als zu seinem eigenen Schutz restriktiv zu verhalten. Es ist ja gerade seine Aufgabe, auch bei Risikofällen eine notwendige Operation zu ermöglichen.

Bei den hier erörterten Abwägungen hat jeder der beiden Partner Vor- und Nachteile eines Eingriffes, bezogen auf den jeweiligen Einzelfall, aus seiner Sicht heraus sorgfältig zu prüfen. Aufgrund der unterschiedlichen Perspektive ist - wenn auch selten - eine unterschiedliche Schlußfolgerung durchaus denkbar, vor allem, wenn es um die Beurteilung der voraussichtlichen Lebenserwartung mit oder ohne Eingriff geht. Es ist verständlich, daß der Operateur hierbei oft mehr das langfristige Risiko bezogen auf das Grundleiden, der Anaesthesist mehr das kurzfristige Risiko bezogen auf die Operation im Auge hat. Bei derartigen Meinungsverschiedenheiten empfiehlt es sich, zum späteren Nachweis einer sorgfältigen Abwägung der Gesichtspunkte eine genaue Protokollierung vorzunehmen.

Häufiger als eine solche totale Diskrepanz der Meinungen ist eine unterschiedliche Auffassung über den günstigsten Zeitpunkt der Operation. Nicht selten wird der Operateur zum Eingriff drängen, da aus seiner Sicht Diagnostik und Vorbereitung des Patienten abgeschlossen sind, während der Anaesthesist noch weitere Untersuchungen oder sogar therapeutische Maßnahmen für erforderlich oder doch wenigstens für wünschenswert hält. Gelegentlich spielt hier auch die Frage mit hinein, ob der Patient vor einem nicht dringlichen Eingriff die gebotene Nahrungskarenz eingehalten hat.

Schließlich sind es oft auch rein organisatorische Umstände, die zu Meinungsverschiedenheiten führen können, etwa der Wunsch des Operateurs, das Operationsprogramm zügig abzuwickeln, um sich baldmöglichst anderen Aufgaben widmen zu können. Andererseits hat natürlich auch der Operateur berechtigte organisatorische Belange der Anaesthesieabteilung zu berücksichtigen. Selbstverständlich rangiert vor allen organisatorischen Erfordernissen die Frage nach der medizinischen Dringlichkeit und Zweckmäßigkeit.

In Analogie zu dem oben Gesagten wird bei unüberbrückbaren Meinungsverschiedenheiten schließlich der Operateur als der für die Indikationsstellung Verantwortliche das letzte Wort haben und der Anaesthesist sich diesem fügen müssen. Auch hier ist es unter diesen Umständen der Operateur, der gegebenenfalls das durch die Wahl des Zeitpunktes entstandene höhere Risiko zu vertreten hat (285). Selbstverständlich sind ausnahmsweise auch Umstände denkbar, die den Anaesthesisten berechtigen, auf seinem Standpunkt zu beharren, dann nämlich, wenn erkennbar völlig sachfremde Erwägungen den Operateur in seiner Haltung bestimmt haben.

Der Vollständigkeit halber sei erwähnt, daß gelegentlich auch die umgekehrte Situation vorkommt, in der der Anaesthesist erkennt, daß durch weiteres Zuwarten - etwa beim Schock wegen innerer Blutung - eher eine Verschlechterung erwartet werden muß. Die dargelegten Grundsätze gelten hierbei analog.

Eine wesentliche Rolle in der Zusammenarbeit zwischen Operateur und Anaesthesist spielt die Wahl des Anaesthesieverfahrens und - sofern dies Auswirkungen auf die Wahl des Anaesthesieverfahrens hat - die in Aussicht genommene Operationsmethode. Grundsätzlich fällt es in die Kompetenz des Anaesthesisten, die Auswahl zwischen mehreren geeigneten Anaesthesieverfahren zu treffen, ebenso wie es Sache des Operateurs ist, das geeignete Operationsverfahren auszuwählen (203, 285, 289). Diese Wahlfreiheit findet selbstverständlich ihre Grenze an der Zustimmung oder Ablehnung des Patienten einzelnen Verfahren und Methoden gegenüber. Beide beteiligten Ärzte haben im engen Meinungsaustausch das den Umständen nach geeignetste Verfahren auszuwählen.

Der Anaesthesist hat darüber hinaus zu bedenken, daß es im Interesse des Patienten auch zu seiner Aufgabe gehört, für den Operateur möglichst günstige Arbeitsbedingungen zu schaffen. Er wird sich daher im allgemeinen dem berechtigten Wunsch des Operateurs nach einem bestimmten Verfahren nicht verschließen, wenn nicht gravierende Gründe dem entgegenstehen. Solche Gründe können u. U. auch in der mangelnden persönlichen Erfahrung des Anaesthesisten gerade mit diesem gewünschten Verfahren liegen, da ein solcher Umstand geeignet sein kann, das Anaesthesierisiko vermeidbar zu erhöhen.

Wenn der Anaesthesist nach gewissenhafter Abwägung zu dem Schluß kommt, dem Wunsch des Operateurs nicht folgen zu können, so muß der Operateur dies in Kauf nehmen. Anderenfalls wäre es für den Anaesthesisten unzumutbar, die Verantwortung für das Anaesthesieverfahren zu übernehmen (12, 200). In diesem Falle ist dem Anaesthesisten zu empfehlen, dem Operateur die Gründe für den abweichenden Entschluß zu erläutern, um nach Möglichkeit Verständnis hierfür zu gewinnen (273).

Bei einem möglichen Dissens wird es sich meist weniger um eine Wahl zwischen den verschiedenen Modifikationen der Intubationsnarkose handeln, eher schon um die Auswahl zwischen Intubations- und Maskennarkose. Mehr grundsätzliche Bedeutung gewinnt eine solche Meinungsverschiedenheit, wenn es um die Alternative Narkose oder Lokalanaesthesie geht (106). Neben rein medizinischen Faktoren kommen hier oft noch andere Aspekte ins Spiel, etwa die Tatsache, daß der Operateur bestimmte Formen der Lokalanaesthesie gewohnheitsmäßig selber ausführt, vielleicht aus dem Wunsch heraus, sich für eine Reihe spezieller Operationen seine Unabhängigkeit vom Anaesthesisten zu erhalten. Falls hierbei medizinische Gesichtspunkte nicht im Vordergrund stehen, bestimmt sich die Zusammenarbeit zwischen Operateur und Anaesthesist nach dem vom Krankenhausträger vertraglich fixierten Katalog der Dienstaufgaben der beiden beteiligten Ärzte (280). Dem Anaesthesisten ist zu raten, sich in solchen Fällen dem Operateur nur dann als unerwünschter Partner aufzudrängen, wenn dies zum Wohle und insbesondere zur Sicherheit des Patienten geboten erscheint.

Gelegentlich kann auch einmal die Wahl der Operationsmethode von den Belangen des Anaesthesisten berührt werden. So ist es denkbar, daß eine von mehreren zur Auswahl stehenden Methoden, etwa wegen des zu erwartenden hohen Blutverlustes, besonders langer Dauer oder spezieller Lagerungserfordernisse, auf anaesthesiologische Bedenken stößt. Hier gilt das Gesagte im umgekehrten Sinne: Der Anaesthesist wird seine Wünsche und Bedenken mit dem gebotenen Nachdruck vortragen, im übrigen aber die Entscheidung des Operateurs zu respektieren haben.

Im Gegensatz zur präoperativen Phase gestaltet sich die Abgrenzung der Aufgaben - und damit Verantwortungsbereiche - zwischen Operateur und Anaesthesist im Operationssaal, d. h. während des eigentlichen Eingriffes, relativ einfach. Aufgrund des erwähnten Vertrauensgrundsatzes darf der Operateur sich darauf verlassen, daß der Anaesthesist das Betäubungsverfahren sachgerecht durchführt, die vitalen Funktionen des Patienten mit der gebotenen Sorgfalt überwacht und erforderlichenfalls geeignete Maßnahmen zur Aufrechterhaltung der vitalen Funktionen trifft, etwa einen eintretenden Blutverlust in geeigneter Weise kompensiert. Eine gegenseitige Überwachungspflicht besteht insoweit nicht. Das schließt die Verpflichtung des Anaesthesisten nicht aus, den Fortgang der Operation aufmerksam zu verfolgen, um die Anaesthesie - falls erforderlich - den unterschiedlichen Operationsphasen anzupassen. Auch sollte der Anaesthesist Blutverluste schon erkennen und in Rechnung stellen, ehe sie sich auf den Kreislauf auswirken. Eine genaue Kenntnis über Verlauf und spezielle Schwierigkeiten und Risiken der einschlägigen operativen Eingriffe ist somit für den Anaesthesisten unbedingt erforderlich.

Unabhängig davon ist auch der Operateur gehalten, den Anaesthesisten auf drohende Komplikationen hinzuweisen, um diesem vorsorgliche Maßnahmen zu ermöglichen. Da beide in dieser kritischen Phase der Zusammenarbeit unmittelbar aufeinander angewiesen sind, sozusagen "in einem Boot" sitzen, ergeben sich hierbei erfahrungsgemäß kaum Schwierigkeiten.

Gelegentlich kann es zu Unstimmigkeiten kommen, wenn der Operateur während des Eingriffes eine extreme Lageveränderung fordert, der Anaesthesist dagegen Bedenken erhebt. Auch hier wird man dem Operateur die letzte Entscheidung zubilligen, wobei er selbstverständlich für sich daraus ergebende Komplikationen einzustehen hat. Eine ähnliche Situation kann sich ergeben, wenn eine Ausdehnung des Eingriffes über den ursprünglich vorgesehenen Umfang aus der Sicht des Operateurs erforderlich erscheint als Alternative zu einer risikoärmeren palliativen Maßnahme.

Ebenso wie der Operateur davon ausgehen kann, daß der Anaesthesist seine Aufgaben sachgerecht und mit der notwendigen Sorgfalt ausführt, muß auch der Anaesthesist davon ausgehen können, daß der Operateur sein Vorgehen und seine Entscheidungen alleine von sachlich begründeten Umständen abhängig macht und den Eingriff ohne vermeidbare Verzögerungen zu Ende führt. Wenn auch die Dauer eines Eingriffes nicht mehr diejenige entscheidende Rolle spielt wie zu Zeiten der Äthertropfnarkose, so stellt sie doch auch heute noch einen nicht zu unterschätzenden Risikofaktor dar (196, 266, 310).

Erkennbar grobes Fehlverhalten kann und darf der Partner im Interesse der Sicherheit des Patienten nicht hinnehmen. Hierzu rechnet von anaesthesiologischer Seite die mangelhafte Patientenüberwachung, wobei es für den Operateur zunächst einmal gleichgültig sein kann, ob diese durch Nachlässigkeit oder Personalknappheit hervorgerufen ist.

Erkennt der Operateur diesen Mangel, so hat er auf seine Behebung hinzuwirken. Notfalls muß er selbst die Verantwortung für die Anaesthesie übernehmen. Nach erfolgtem Eingriff hat er zu prüfen, ob er es verantworten kann, unter solchen Bedingungen weitere Operationen durchzuführen.

Umgekehrt ist es denkbar, daß ein erfahrener Anaesthesist mit einer Situation konfrontiert wird, in der ein jüngerer Operateur durch die Schwierigkeiten des Eingriffes offensichtlich überfordert ist. Falls sich hierdurch ein Risiko für den Patienten ergibt, fällt es in die Verantwortung des Anaesthesisten, dem Kollegen nahezulegen, die Hilfe eines Erfahreneren in Anspruch zu nehmen, oder notfalls selber zu veranlassen, daß ein Oberarzt oder der Chefarzt der operativen Abteilung gerufen wird.

Dort wo ein Aufwachraum unter der Leitung des Anaesthesisten vorhanden ist, ergeben sich auch in der unmittelbaren postoperativen Phase kaum Abgrenzungsschwierigkeiten zwischen Zuständigkeit und Verantwortung des Operateurs und des Anaesthesisten. Solange sich der Patient dort befindet, steht er unter der Verantwortung des Anaesthesisten, der für eine ordnungsgemäße und lückenlose Überwachung, gegebenenfalls für die notwendigen diagnostischen und therapeutischen Maßnahmen, Sorge zu tragen hat. Tritt eine operationsbedingte Komplikation ein, etwa eine Nachblutung, so hat der Anaesthesist in jedem Fall den Operateur zu verständigen und zwar auch dann, wenn er glaubt, bereits ausreichende Gegenmaßnahmen getroffen zu haben, z. B. in Form einer Bluttransfusion. Der Operateur muß vom Anaesthesisten Gelegenheit erhalten, sich selber, d. h. durch eigenen Augenschein, ein Bild von der Situation zu verschaffen, um persönlich beurteilen zu können, welche Gegenmaßnahmen aus seiner Sicht erforderlich sind. Wird der Operateur nicht gerufen, darf er davon ausgehen, daß die unmittelbare postoperative Phase bei seinem Patienten komplikationslos verläuft.

Mit der Verlegung des Patienten vom Aufwachraum auf die Krankenstation enden in der Regel Überwachungspflicht und Verantwortung des Anaesthesisten, die nun auf den Operateur bzw. auf den die Station führenden Arzt übergehen. Nun kann umgekehrt der Anaesthesist davon ausgehen, daß er gerufen wird, falls doch noch anaesthesiologisch bedingte Komplikationen auftreten oder aus anderen Gründen seine Mitwirkung wieder erforderlich wird. Erfolgt die Verlegung des Patienten vom Aufwachraum auf eine Intensiveinheit, so fällt die Verantwortung demjenigen zu, der die ärztliche Leitung dieser Einheit inne hat.

Mit diesem Grundsatz, daß derjenige Arzt, in dessen Organisationsbereich sich der Patient z. Zt. befindet, die primäre Verantwortung besitzt, werden am ehesten Kompetenzlücken vermieden, die bekanntlich mehr noch als Kompetenzüberschneidungen zu einem Risikofaktor für den Patienten werden können.

2.3. Statistik des Anaesthesierisikos

Aus verschiedenen Gründen ist eine exakte zahlenmäßig definierte Angabe über die Höhe des Anaesthesierisikos aufgrund statistischer Untersuchungen als außerordentlich schwierig, wenn nicht sogar als unmöglich zu bezeichnen.

Zunächst läßt sich feststellen, daß bei weitem nicht alle, vielleicht sogar die wenigsten mit Anaesthesieverfahren in Verbindung stehenden Zwischenfälle publiziert und damit statistisch erfaßt werden. In diesem Zusammenhang ist besonders auffallend, daß es im deutschsprachigen Schrifttum bis auf eine Ausnahme - den Publikationen des Arbeitskreises von LUTZ (180, 181, 182, 217) - überhaupt keine repräsentativen Beiträge gibt, die sich mit der statistischen Erfassung und Analyse von Anaesthesiezwischen- bzw. -todesfällen befassen. Die meisten Arbeiten zu diesem Thema stammen aus dem nordamerikanischen Schrifttum. Aber auch hier geht man wohl nicht fehl in der Annahme, daß es im wesentlichen renommierte, gut geführte Anaesthesieabteilungen sind, die den Mut aufbringen, exakte Angaben zur Art und Häufigkeit von Anaesthesiekomplikationen zu veröffentlichen. Das bedeutet, daß man wohl auch in den USA eine hohe Dunkelziffer in Rechnung zu stellen hat.

Ein weiterer Grund für die Schwierigkeit einer exakten Erfassung besteht in der Unmöglichkeit einer klaren Definition des Begriffes "Anaesthesiezwischenfall" und seiner Abgrenzung gegenüber anderen, insbesondere operativ bedingten Komplikationen (302). Streng genommen, lassen sich nur diejenigen Ereignisse als ausschließlich anaesthesiebedingt bezeichnen, die sich vom Beginn der Einleitung des Anaesthesieverfahrens bis zum Beginn der Operation ereignen (97). Andererseits können die Folgen einer anaesthesiebedingten Komplikation noch Tage oder sogar Wochen nach Beendigung der Operation schwerwiegende, vielleicht sogar tödliche Auswirkungen zeitigen (223).

Man denke dabei nur an der Verlauf einer Aspirationspneumonie oder an die Folgen eines anaesthesiebedingten Herzstillstandes. LUTZ et al. haben denn auch ihre statistischen Erhebungen auf einen 4-Wochen-Zeitraum abgestellt. DRIPPS et al. (67) gehen von einer Spanne von 30 Tagen aus. Andere hingegen berücksichtigen nur Zwischenfälle in den ersten 24 oder 48 Std postoperativ.

Je länger der relevante Beobachtungszeitraum gewählt wird, desto stärker werden kaum abgrenzbare operative Auswirkungen Komplikationsrate und Letalitätsziffer beeinflussen. Ohnehin lassen sich anaesthesiebezogene Zahlen kaum verwerten, wenn nicht zugleich auch die Breite der Indikationsstellung und die Schwere der operativen Eingriffe mit in Rechnung gestellt werden. Beide Umstände sind aber als schwer objektivierbare Faktoren nicht exakt in ein Zahlenschema einzufügen. Am ehesten lassen sich in diesem Zusammenhang Lebensalter und Operationsdauer als bestimmbare Größen berücksichtigen. Die Tatsache, daß eine steigende Operations- und damit Anaesthesiedauer zu einem Anstieg der Komplikationsrate führt (180), sagt dabei nicht nur aus, daß die Operationsdauer als solche einen Risikofaktor darstellt; die Operationsdauer weist vielmehr zugleich auf die sonst schwierig zu bestimmende "Schwere" des Eingriffs hin.

Ein weiterer Faktor, der eine zahlenmäßig objektive Bestimmung des Anaesthesierisikos erschwert, ist der ebenfalls schwierig einzuordnende Allgemeinzustand des Patienten. Zwischen "jung und gesund" und "alt und moribund" gibt es zahllose Zwischenstadien, die man zwecks statistischer Berücksichtigung nur in sehr grober und nicht streng objektivierbarer Weise in Schemata einordnen kann. Ein solches Schema bietet die Einteilung in 5 Risikogruppen der American Society of Anesthesiologists (8); ein anderes, verbessertes stammt von LUTZ und seinem Arbeitskreis (181, 182, 217).

Trotz aller unvermeidbaren Mängel einer solchen Schematisierung sind Angaben über Komplikationsraten und Letalitätsziffern nur verwertbar, wenn sie in irgendeiner Weise auch den Allgemeinzustand des Patienten sowie Dauer und Ausdehnung des Eingriffs berücksichtigen. Dazu zählt auch die Frage, ob es sich um eine planmäßige Operation bei einem gut vorbereiteten Patienten oder um einen akuten Noteingriff unter ungünstigen Vorbedingungen handelt (274, 308).

Selbstverständlich gehört es zur Sorgfaltspflicht des Anaesthesisten, alle diese Faktoren, unabhängig davon, daß sie statistisch nur schwer erfaßbar sind, bei der Vorbereitung und Durchführung des Anaesthesieverfahrens zu berücksichtigen. Je höher das Risiko von seiten des Patienten - aufgrund seines Allgemeinzustandes oder krankhafter Organbefunde - und von seiten der Operation - aufgrund von Dringlichkeit, Schwere und Dauer - einzuschätzen ist, mit umso größerer Sorgfalt und Umsicht haben Vorbereitung, Auswahl und Durchführung des Anaesthesieverfahrens zu erfolgen (236). Trotzdem bleibt auch bei sorgfältigster und kenntnisreichster Tätigkeit eines erfahrenen und gewissenhaften Anaesthesisten ein immanentes Anaesthesierisiko bestehen, dessen statistische Wahrscheinlichkeit wegen der Vielzahl schwer bestimmbarer Faktoren kaum vorhersehbar ist.

Auch ein junger, gesunder Patient kann aufgrund einer nicht voraussehbaren Idiosynkrasie bei Narkoseeinleitung einen anaphylaktischen Schock mit tödlichem Ausgang erleiden (79). Die früher kaum beobachtete, schwere Überempfindlichkeit gegenüber Dextran ist hierfür ein beredtes Beispiel (89). Aber auch eine akute Hypotension, ja selbst eine Aspiration muß nicht in jedem Falle als vermeidbar und damit als durch mangelnde ärztliche Sorgfalt bedingt einzuordnen sein. Zustand und Reaktionsweise eines Patienten lassen sich mit einer gewissen Wahrscheinlichkeit vorhersehen; sie sind aber keineswegs mit absoluter Sicherheit kalkulierbar.

Von diesen, nicht mit letzter Exaktheit abschätzbaren biologischen Risikofaktoren sind jene zu unterscheiden, die mit der technischen Durchführung der Anaesthesie in Zusammenhang stehen. Eingangs wurde schon betont, daß mit den Fortschritten der Anaesthesiologie auch die technische Kompliziertheit der angewandten Verfahren und benutzten Apparaturen zugenommen hat. Damit ist unweigerlich auch eine höhere Risikorate durch die Möglichkeit technischer Pannen und konstruktiver Mängel verbunden. Hierbei geht es nicht um die Reaktionsweise eines biologischen Organismus, sondern um die überschaubaren technischen Daten einer nach physikalischen Gesetzen funktionierenden Apparatur. Der Anaesthesist darf sich solcher Verfahren und Geräte nur bedienen, wenn er sie technisch beherrscht. Technische Fehler, die zu anaesthesiologischen Komplikationen führen, berechtigen daher eher zu der Frage, ob dabei mangelnde ärztliche Sorgfalt im Spiele war. Zugleich lassen sich derartige Komplikationen von anderen Risikofaktoren, insbesondere von den Folgen des operativen Eingriffs, meist recht zuverlässig abgrenzen. Nicht selten gestatten sie darüber hinaus den Nachweis eines unmittelbaren Kausalzusammenhanges im juristisch relevanten Sinne.

Nicht alle Publikationen weisen dieses methodische Risiko gesondert aus; dort, wo es erwähnt wird, geschieht dies nach unterschiedlichen Gesichtspunkten. Trotzdem ergibt eine Differenzierung der vorliegenden Literaturangaben den Hinweis darauf, daß sich mit einem Fortschreiten der Narkosetechnik wohl das biologische Anaesthesierisiko vermindert, die Möglichkeit von technischen Fehlern und Gefahren jedoch vermehrt. Das erlaubt den Schluß, daß an die Sorgfaltspflicht des Anaesthesisten ein umso größerer Maßstab gelegt werden muß, je weiter die technische Entwicklung voranschreitet und je anspruchsvoller die angewandten Methoden werden.

Schon eine der ersten großen Statistiken von BEECHER und TODD (18) aus dem Jahre 1954, die sich auf ein Gesamtkollektiv von 599.500 Fällen aus 10 Hospitälern stützt, ist hierfür ein gutes Beispiel. Die Untersuchung kommt nämlich zu dem Ergebnis, daß die Häufigkeit anaesthesiebedingter Todesfälle bei Narkosen unter Verwendung von Muskelrelaxantien auf 1 : 370 gegenüber 1 : 2.100 bei Anaesthesien ohne Verwendung von Muskelrelaxantien ansteigt. Sicher liegt die Ursache dieses Phänomens nicht in einer direkten pharmakologischen Wirkung der angewandten Muskelrelaxantien, sondern in indirekten Umständen begründet. Ein wesentlicher Grund dürfte darin zu suchen sein, daß man vor mehr als 20 Jahren die mit der Muskelrelaxierung verbundenen Probleme der Intubation und Beatmung noch nicht mit der heutigen Perfektion beherrscht hat (3, 262, 308).

Auf die Bedeutung und Erfahrung des Anaesthesisten im Umgang mit Muskelrelaxantien weisen in diesem Zusammenhang insbesondere DRIPPS et al. (67) hin. Sie bestätigen, daß man aus den Feststellungen von BEECHER und TODD keinesfalls den Schluß ziehen dürfe, die Muskelrelaxantien würden per se, aufgrund ihrer "inherent toxicity" eine höhere Komplikationsrate mit sich bringen. Im übrigen zeigen die Autoren aufgrund ihres eigenen Zahlenmaterials eindringlich die Abhängigkeit des Anaesthesierisikos vom Allgemeinzustand des Patienten auf. Ihre Untersuchung basiert auf zwei Gruppen, eine Gruppe mit Spinalanaesthesie (n = 18.737), die zweite mit Allgemeinanaesthesie (n = 14.487). Bewertet wurden alle Todesfälle innerhalb 30 Tagen postoperativ. Die anaesthesiebedingte Mortalität betrug in der ersten Gruppe 1 : 780, in der zweiten 1 : 536. In beiden Gruppen war die Mortalität bei Patienten in gutem Allgemeinzustand = 0% (n = 16.000). Von Patienten in sehr schlechtem Allgemeinzustand starben dagegen 1 von 16 in der ersten und 1 von 10 in der zweiten Gruppe.

In der Gruppe der Allgemeinanaesthesien fanden sich folgende Todesursachen:

Präoperativ:

Mangelhafte Vorbereitung	10
Komplikationen durch Prämedikation	2

Intraoperativ:

Hypotension	32
Hypoxie	11
Fehler in der Beurteilung	4
Unerfahrenheit in der Auswahl	
der Anaesthesiemittel	6
der Anaesthesietechnik	22
weitere Komplikationen ohne Fehler in der Anaesthesie- oder Operationstechnik	10

Postoperativ:

Unzureichende Ventilation	14
Unzureichende Überwachung	6
Mangelhafter Blutersatz	2
Aspiration	1
Kreislaufkollaps	1

Welche Fehler und Gefahren die Intubationsnarkose, die an sich als großer, entscheidender Fortschritt in der Anaesthesiologie zu gelten hat, beinhaltet, zeigt eine Literaturübersicht von LEWIS und SWERDLOW (173). In ihr werden fast 100 Publikationen über Komplikationsmöglichkeiten der Intubationsnarkose erwähnt, und zwar

1. Komplikationen im Zusammenhang mit der Intubation (40 Arbeiten)
2. Komplikationen während der Intubationsnarkose durch Atemwegsobstruktion (21 Arbeiten)
3. Komplikationen bei der Extubation (10 Arbeiten)
4. Komplikationen nach der Extubation (28 Arbeiten)

Sehr aufschlußreich ist eine Untersuchung von EDWARDS et al. (73) über 1.000 operative Todesfälle. Dabei ergibt sich ein Anteil von 59% mit Sicherheit oder Wahrscheinlichkeit anaesthesiebedingter tödlicher Komplikationen. Bezeichnend ist die Relation zur Schwere des operativen Eingriffs (bei Herniotomien 85% aller Todesfälle anaesthesiebedingt; bei thoraxchirurgischen Eingriffen 28% aller Todesfälle anaesthesiebedingt). Dieses zunächst paradox erscheinende Zahlenverhältnis bestätigt, daß das reine Anaesthesierisiko weitgehend unabhängig von Art und Schwere des Eingriffes ist. Notwendigerweise verschiebt sich deshalb die Relation der Risikoverteilung bei leichten Operationen zu Ungunsten der Anaesthesie. Das zeigt, daß statistische Wahrscheinlichkeitsrechnungen über die Risikorate bestimmter Betäubungsverfahren wenig sinnvoll sind, wenn nicht zugleich auch Art und Schwere des Eingriffes berücksichtigt werden.

Selbstverständlich ist eine Ursachenerforschung für die Beurteilung des Anaesthesierisikos ebenso unentbehrlich. Hierzu gibt die gleiche Arbeit einen wichtigen Hinweis: Von 1.000 Todesfällen waren alleine 110 aspirationsbedingt! Als weitere Ursachen sind angegeben: Kreislaufversagen (107 Fälle), postoperative Hypoventilation (34 Fälle), Überdosierung, Verlegung der Atemwege oder Verlegung des Tubus (24 Fälle).

DORNETTE und ORTH (66) untersuchten 63.105 Fälle, die in den Jahren 1943 - 1954 einem Anaesthesieverfahren unterzogen worden waren. Hiervon starben 108 Patienten. 47 mal stand der Tod mit der Anaesthesie in Zusammenhang (43,5%). Unabhängig von der Ausdehnung des Eingriffes und dem Zustand des Patienten werden folgende anaesthesiebezogene Faktoren als für den Tod relevant angegeben:

Fehlerhafte Technik	24
Falsche Wahl der Technik	11
Falsche Wahl des Narkosemittels	2
Atemwegsobstruktion	4
"inherent toxicity" des Narkosemittels	6

Die Zusammenstellung zeigt ebenfalls sehr eindringlich, welche Rolle Fehler und Mängel der Narkosetechnik gegenüber toxischen Einflüssen des Narkosemittels spielen.

CLIFTON und HOTTEN (39) analysieren 162 Todesfälle bei 205.640 Operationen, wobei allerdings der hohe Anteil (38,3%) kardiovaskulärer Eingriffe zu berücksichtigen ist. Von den 162 Todesfällen sind 52 der Anaesthesie zur Last zu legen (1 : 3.955), davon 34 ausschließlich. Als Ursachen werden angegeben:

Aspiration	8 Fälle (23,5%)
Atemwegsobstruktion	7 Fälle (20,6%)
Kreislaufkollaps bei Narkoseeinleitung	6 Fälle (17,6%)
Überdosierung von Anaesthetika	6 Fälle (17,6%)
Respiratorische Insuffizienz infolge Muskelrelaxantien	5 Fälle (14,7%)
Fehler bei der Sauerstoffzufuhr	2 Fälle (5,9%)

Unabhängig von der ätiologischen Zuordnung enthält das Kollektiv 48 Fälle von respiratorischen Komplikationen, von denen sich alleine 19 Todesfälle in der postoperativen Phase ereigneten, im wesentlichen als Folge mangelhafter Überwachung durch unerfahrenes Personal. Dieser Umstand veranlaßt die Autoren, nachdrücklich auf die Wichtigkeit eines Aufwachraumes hinzuweisen.

In einem ähnlich großen Zahlenmaterial von 58 anaesthesiebedingten unter 335 operativen Todesfällen geben GRAFF et al. (102) folgende Ursachenhäufigkeit an:

Fehler bei der präoperativen Vorbereitung	7 (12,1%)
Irrtum bei der Auswahl von Agentien und Methoden	6 (10,4%)
Unsachgerechte Anaesthesietechnik	28 (48,2%)

Unsachgerechte Wiederbelebung	2 (3,4%)
Mängel in der postoperativen Überwachung und Behandlung	15 (25,9%)

Immerhin sind in diesem Kollektiv über ein Drittel (38%) der Todesfälle durch Mängel in der präoperativen Vorbereitung und der postoperativen Nachsorge und fast die Hälfte (48%) durch methodische Fehler hervorgerufen worden!

Eine weitere, ziemlich klar nach Ursachen gegliederte Aufstellung findet sich bei DINNICK (54). Bei 600 mit der Anaesthesie im Zusammenhang stehenden Todesfällen ergaben sich folgende Hauptfaktoren:

Niedriges Blutvolumen	209
Hypoventilation	74
Erbrechen	48
Komplikationen durch Intubation, Relaxierung und Beatmung	64
Anoxie	16
Überdosierung im Alter	14
Postoperative Atemwegsobstruktion	13
Apparatefehler	4
Komplikationen durch Spinal- bzw. Epiduralanaesthesie	12

Daß auch die rückenmarksnahen Regionalanaesthesien ihr - wenn auch deutlich geringeres - Risiko beinhalten, zeigt neben der bereits erwähnten Arbeit von DRIPPS et al. eine Zusammenstellung von MEMERY (188). Untersucht wurden insgesamt 114.866 Anaesthesien. Bei 28.529 Spinalanaesthesien traten 6 Todesfälle auf; bei weiteren 8 Fällen wurde die Spinalanaesthesie als mitverantwortlich angesehen. Folgende Differenzierung wird angegeben:

Fehler bei der präoperativen Vorbereitung	2
Irrtum bei der Auswahl des Anaesthesieverfahrens	3
Unsachgerechte Anaesthesietechnik	10
Mängel in der postoperativen Versorgung	7

(Für einige Fälle sind mehrere Faktoren angegeben)

Bei dem zweiten Kollektiv von 40.003 Patienten wurde eine Allgemeinanaesthesie durchgeführt. In dieser Gruppe ereigneten sich 15 primär narkosebedingte Todesfälle; in 33 weiteren Fällen war die Narkose als mitverantwortlich zu bezeichnen. Als Ursachen werden aufgeführt:

Fehler bei der präoperativen Vorbereitung	4
Irrtum bei der Auswahl des Anaesthesieverfahrens	6
Unsachgerechte Anaesthesietechnik	38
Unsachgerechte Wiederbelebung	4
Mängel in der postoperativen Versorgung	12

(Für einige Fälle sind mehrere Faktoren angegeben)

Eine sehr gut belegte und reproduzierbare Untersuchung stellt der Bericht des "Baltimore Anesthesia Study Committee" (219) dar. Über 5 1/2 Jahre (1953 - 1959) wurden alle Todesfälle am Operations- und am ersten postoperativen Tag erfaßt, die sich an sämtlichen Hospitälern Baltimores ereignet hatten. Dabei ergaben sich im Hinblick auf die Anaesthesie folgende Erkenntnisse: Von 1.024 auswertbaren operativen Todesfällen war die Anaesthesie in 6,3% der Fälle Hauptursache; als begleitende Ursache war sie jedoch in 12,9% der Fälle anzuschuldigen. Das entsprach einer Rate von 4 auf 10.000 Operationen.

Analog zu den beiden vorangehend zitierten Arbeiten werden als Ursachen angegeben:

Fehler bei der präoperativen Vorbereitung	29 (14,8%)
Irrtum bei der Auswahl des Anaesthesieverfahrens	21 (10,7%)
Unsachgerechte Anaesthesietechnik	101 (51,5%)
Unsachgerechte Wiederbelebung	8 (4,1%)
Mängel in der postoperativen Versorgung	37 (18,9%)

In Übereinstimmung mit dem Material von GRAFF et al. ist auch aus dieser Zusammenstellung zu ersehen, daß Mängel in der präoperativen Vorbereitung und postoperativen Nachsorge mit einem Drittel (33,7%) der Fälle zu Buche schlagen und die Hälfte aller Todesfälle auf methodische Fehler zurückzuführen ist.

Die Bedeutung der postoperativen Versorgung geht auch aus einer weiteren, interessanten Aufstellung der Autoren darüber hervor, an welchem Ort sich der Tod ereignete:

Operationssaal:	
Vor Operationsbeginn	8 (4,1%)
während der Operation	39 (19,9%)
nach Operationsende	24 (12,2%)
auf dem Transport	1 (0,5%)
im Aufwachraum	28 (14,3%)
im Krankenzimmer	95 (48,5%)
keine Angaben	1 (0,5%)

Die Hälfte aller anaesthesiebedingten Todesfälle ereigneten sich somit auf der Krankenstation, weitere 15% im Aufwachraum! Dabei ist allerdings zu berücksichtigen, daß es sich teilweise um Folgezustände von im Operationssaal eingetretenen Zwischenfällen handelt. Trotzdem weisen auch diese Zahlen eindringlich auf die Wichtigkeit einer angemessenen anaesthesiologischen Nachsorge hin.

Auf dem Prinzip einer ähnlichen Umfrage basiert ein Bericht des "Komitees zur Untersuchung von Anaesthesietodesfällen von Neu-Südwales" (70) in Australien. Von 100 operativen bzw. postoperativen Todesfällen in den Jahren 1960 und 1961 werden 55 als mit der Anaesthesie im Zusammenhang stehend deklariert.

Folgende hierfür verantwortliche bzw. mitverantwortliche Faktoren werden genannt:

Überdosierung	27 Fälle
Mangelhafte Beherrschung von Zwischenfällen	24 Fälle
Mangelhafte Vorbereitung	22 Fälle
Mangelhafte Atmung bzw. Beatmung	18 Fälle
Mangelhafte Wiederbelebungsmaßnahmen	11 Fälle
Mangelhafte Überwachung der Anaesthesie	6 Fälle
Hypoxische Gasgemische	5 Fälle
Technische Pannen	5 Fälle
Mangelhafte Aufhebung der Muskelrelaxierung	2 Fälle
Aspiration	1 Fall

MARX et al. (185) untersuchten 34.145 operative Patienten, von denen 645 innerhalb der ersten 7 Tage gestorben sind. Die Letalität war in erster Linie abhängig vom Allgemeinzustand und Alter des Patienten sowie der Ausdehnung des Eingriffs. 4% der Todesfälle (1 : 1.265) werden als anaesthesiebedingt bezeichnet, 3% (1 : 1.707) sind der postoperativen Behandlung zuzuschreiben. Von den 27 anaesthesiebedingten intraoperativen Todesfällen werden 20 unter folgenden Ursachen als "vermeidbar" eingestuft:

Aspiration	6
Hypotension bei Spinalanaesthesie	4
Hypoxie durch Atemwegsobstruktion	3
Herzstillstand durch Überdosierung	2
Herzstillstand durch fehlerhafte Intubation	2
Doppelseitiger Pneumothorax	1
Mangelhafter Flüssigkeitsersatz	1
Digitalisüberdosierung	1

Unter den vermeidbaren postoperativen Todesfällen finden sich folgende Ursachen:

Herzstillstand bei endobronchialem Absaugen	7
Aspiration	5
Hypoxie durch Atemwegsobstruktion	5
Herzversagen durch Überinfusion	2
Myasthenie-Krise	1

Eine neuere Arbeit von HARRISON (115) ist insoweit besonders interessant, als sie zwei Zeiträume miteinander vergleicht, 1956 - 1966 und 1967 - 1972. Als Grundlage dient ein Kollektiv von über 300.000 operativen Fällen einer einzigen Klinik (Groote Schuur Hospital Kapstadt). Allerdings werden die erfaßten Komplikationen auf die ersten 24 Stunden beschränkt, es sei denn, der Patient erwacht nicht aus der Narkose. Die anaesthesiebedingten Todesfälle sanken von einem zum anderen Zeitraum von 0,33 : 1.000 auf 0,22 : 1.000 ab. Zu den Kausalfaktoren werden folgende tabellarische Angaben gemacht:

	Fallzahl		Todesfall auf 100.000 Anaesthesien	
	1956-1966	1967-1972	1956-1966	1967-1972
Mangelhafte O_2-Versorgung	1	0	0,5	0
Erbrechen, Aspiration	3	2	1,7	1,4
Bronchialobstruktion	2	2	1,1	1,4
Bronchospasmus	0	1	0	0,7
Intubationskomplikationen	8	7	4,4	4,9
Komplikationen durch Relaxierung	9	3	5,1	2,1
Mängel in der postoperativen Versorgung	3	3	1,6	2,1
Hypovolämie	12	8	6,7	5,7
Hypervolämie	3	2	1,5	1,4
Herzstillstand	16	3	8,9	2,1
Blutunverträglichkeit	1	0	0,5	0
Gesamt:	58	31	33	22

Diese Zusammenstellung zeigt, daß seit den Jahren 1956 - 1966 auf zwei Gebieten deutliche Fortschritte erzielt werden konnten: Die angemessene Versorgung muskelrelaxierter Patienten bei und nach Intubationsnarkosen und die erfolgreiche Wiederbelebung bei intraoperativem Herzstillstand. Alle anderen Faktoren zeigen in dem Zeitraum von 1956 - 1972 keine ins Gewicht fallenden Veränderungen. Das deutet darauf hin, daß trotz aller medizinischen Fortschritte auch an einer renommierten Klinik mit einem statistisch gleichbleibenden, immanenten Anaesthesierisiko zu rechnen ist. Dabei muß allerdings auch die in diesem Zeitraum vorgenommene Erweiterung der Operationsindikation in Betracht gezogen werden.

LUTZ et al. (180, 182) gehen bei ihrer Untersuchung von einer anderen Betrachtungsweise aus. In einem homogenen Kollektiv von 30.126 Patienten ihres Klinikums setzen sie die innerhalb von 4 Wochen auftretenden Komplikationen und Todesfälle in Beziehung zum Anaesthesieverlauf. Bei allen Patienten wurde die Narkose nach einem gleichbleibenden Schema durchgeführt. Hierbei schälen sich Risikofaktoren verschiedener Wertigkeit heraus, die sowohl die Narkose als auch den postoperativen Verlauf beeinflussen.

Bei dem Kollektiv ergibt sich eine Gesamtletalität von 3,2%. Folgenden Vorerkrankungen sind dabei von besonderer Bedeutung:

Kardiovaskuläre Erkrankungen (20,2%),
Hypovolämie (25,1%) und
bronchopulmonale Erkrankungen (29,8%).

Die Bedeutung des Lebensalters läßt sich bei dieser Art der Fragestellung besonders augenfällig demonstrieren. Auch die Rolle, die die Operationsdauer spielt, wird klar erkennbar: Kurznarkosen (0 - 15 min) beinhalten ein höheres Risiko als Narkosen bis zu 60 min Dauer. Ab einer Dauer von 120 min steigt das Letalitätsrisiko von 5,9 bis 8,8% kontinuierlich an, um bei einer Dauer von über 300 min einen Wert von 17,9% zu erreichen.

Von überragender Wichtigkeit ist die Feststellung der Autoren, daß "sich in der Gruppe mit komplizierten Verläufen bei 73% der Patienten unzureichende Vorbereitungsmaßnahmen nachweisen" ließen (182).

Selbstverständlich sagen diese Zahlen nichts Verbindliches über ein spezifisches Anaesthesierisiko aus, schon gar nichts über das methodische Risiko der Anaesthesie. Hierzu führen die Autoren folgendes aus:

"Die anaesthesiologischen Maßnahmen in ihrer Gesamtheit bilden weitere Risikofaktoren. Es darf jedoch angenommen werden, daß weniger die Medikamente und Methoden als vielmehr die Art, in der sie eingesetzt werden, den Verlauf der Anaesthesie bestimmen. Als wesentlicher anaesthesiologischer Risikofaktor gilt demnach die Person, die mit der Durchführung der Narkose betraut ist. Irrtum, Fehlbeurteilung und mangelndes technisches Geschick sind jedoch keine meßbaren Risikofaktoren in der Anaesthesie".

Dieser Feststellung ist mit der Einschränkung zuzustimmen, daß diese methodischen Risikofaktoren der statistischen Erfassung ebenso zugänglich sind wie die durch den Zustand und die Reaktionsweise des Patienten bedingten Faktoren.

Ein Beispiel hierfür ist der Beitrag WYLIE's (312, 313), der 66 Fälle von intraoperativem Herzstillstand aufgrund von Unterlagen der "Medical Defence Union" Großbritanniens analysiert. Er weist nach, daß die Zahl der Herzstillstände 1954 bis 1973 ziemlich genau mit der Gesamtzahl anaesthesiologischer Zwischenfälle im gleichen Zeitraum korreliert. Als Ursachen für den Herzstillstand werden angegeben:

Postoperative Atemwegsobstruktion	10
Technische Fehler	10
Hypotension	13
Apparative Mängel	8
Schwierigkeiten bei der Narkoseeinleitung	7
Sauerstoffmangel	5
Andere Ursachen	13

Ein großer Teil dieser Zwischenfälle ereignete sich bei Patienten in gutem Allgemeinzustand, aus Anlaß einer wenig eingreifenden Operation und unter der Verantwortung eines gut ausgebildeten Anaesthesisten. In der Hälfte der Fälle hätte der Herzstillstand verhindert werden können; in 12 Fällen konnte Fahrlässigkeit nachgewiesen werden.

Welche Rolle und Ursachen methodische Fehler haben können, zeigt der Autor anhand einer weiteren Aufstellung. Bei 29 Zwischenfällen ließen sich folgende Gründe ermitteln:

Sauerstoffmangel aus verschiedener Ursache	17
Diskonnektion von Patient und Gerät	5
Unsachgerechte Gerätebedienung	3
Kohlensäureüberschuß	2
Lachgasüberschuß	2

Der Verfasser knüpft an diese Darstellung Betrachtungen über die Verantwortlichkeit des Anaesthesisten seinem Patienten und jüngeren Ärzten gegenüber sowie über die Frage, inwieweit Aufgaben auf nichtärztliches Personal delegiert werden dürfen.

Unter der gleichen Überschrift "There, but for the grace of God.." und ebenfalls ausgehend von einem Bericht der "Medical Defence Union" stellt der "Lancet" in einem Editorial (72) folgendes fest:

Von 204 Herzstillständen, die sich 1964 bis 1973 intraoperativ ereignet hatten, beruhten 29 auf Gerätemängeln, meist mit der Folge einer ungenügenden Sauerstoffzufuhr. Als eine weitere häufige Ursache wird die Diskonnektion von Patient und Gerät genannt, sei es aufgrund eines Sorgfalts- oder eines Konstruktionsmangels. Die Zahl der anaesthesiebedingten Herzstillstände sei zwar im Verhältnis zur zunehmenden Narkosefrequenz im Vereinigten Königreich rückläufig, doch habe nur 1 Patient von 204 Fällen den Zwischenfall ohne jede Folge überlebt, 22% überlebten ihn länger als 1 Woche mit mehr oder weniger schweren neurologischen Ausfallserscheinungen.

Abschließend sei auf eine Darstellung von MONTAGNE (191) hingewiesen, der unter Verzicht auf Zahlenangaben zwischen vorwerfbaren und nicht vorwerfbaren Zwischenfällen unterscheidet und anhand von Beispielen betont, daß nicht jeder Tod in Narkose Tod an Narkose bedeuten muß. Bezüglich der Zusammenhangsfrage spricht er sich für die folgende Systematik aus:

1. Die Anaesthesie ist alleinige Todesursache.
2. Die Operation ist alleinige Todesursache.
3. Die Anaesthesie ist die Haupttodesursache, die Operation ist ein zusätzlicher Faktor.
4. Die Anaesthesie ist ein zusätzlicher Faktor, die Operation ist die Haupttodesursache.
5. Der Zustand des Patienten ist für den Tod verantwortlich.
6. Die Todesursache ist nicht feststellbar.

Als häufigste methodische Ursachen für Anaesthesiezwischenfälle werden genannt:

Verwechslung von Medikamenten

Aspiration

Verletzungen des Rachens und der Zähne durch Intubation

Lokale Komplikationen bei intravenöser Anaesthesie

Zwischenfälle durch fehlerhaften Gebrauch von Narkosegeräten oder durch defekte Geräte

Komplikationen infolge Wiederbelebungsmaßnahmen.

GOLDSTEIN und KEATS (97) äußern sich kritisch zu der Möglichkeit, überhaupt durch retrospektive Untersuchungen absolute, objektive Daten zum Begriff "Anaesthesierisiko" zu gewinnen. Folgende Gründe stehen dem - nach Meinung der Autoren - entgegen:

Unlösbarer Zusammenhang zwischen Anaesthesie- und Operationsrisiko, unzweifelhafte, aber schwierig objektivierbare Abhängigkeit der Komplikationsrate vom Allgemeinzustand des Patienten und insbesondere fließender Übergang zwischen "inherent toxicity" der verwendeten Medikamente und "error" im Zusammenhang mit dem angewandten Verfahren als Ursache anaesthesiologischer Zwischenfälle.

Frei übersetzt möchten wir, wie zu Beginn dieses Abschnittes bereits angedeutet, eher von "biologischem" und "methodischem" Risiko sprechen. Das biologische, patientenabhängige ist eher schicksalgebunden, wenn auch durch angemessene Vorbereitung und adäquate Technik eine wesentliche Risikoverminderung erreicht werden kann. Das methodische Risiko ist weitgehend patientenunabhängig; es beinhaltet vielmehr Fehler und Gefahren im Zusammenhang mit der Technik des angewandten Anaesthesieverfahrens. Diese Risikoquote hängt in erster Linie von Kenntnissen und Erfahrungen, aber auch von der Gewissenhaftigkeit des Anaesthesisten sowie von der Zuverlässigkeit der verwendeten Instrumente und Geräte ab.

Dieser Teil des Anaesthesierisikos steht somit in besonders engem Zusammenhang mit der ärztlichen Sorgfaltspflicht. Das bedeutet nicht, daß nicht auch in diesem technischen Bereich durch Verkettung unglücklicher Umstände ohne Verletzung der ärztlichen Sorgfaltspflicht Komplikationen eintreten können. Doch ist festzustellen, daß das methodische Risiko noch am ehesten durch strenge Sorgfaltsregeln und Sicherheitsmaßnahmen reduzierbar ist. Welchen Anteil dieser Faktor am gesamten Anaesthesierisiko hat, kann aufgrund der sehr inhomogenen Literaturangaben nur geschätzt werden. Wie bereits erwähnt, beträgt er in einzelnen Zusammenstellungen bis zu 50%.

Eine chronologische Einordnung der vorliegenden Literaturangaben ergibt, daß sich das Letalitätsrisiko der Anaesthesie in den letzten 20 Jahren kaum verändert hat. Mit LUTZ und PETER kann daraus geschlossen werden, daß sich anaesthesiologischer Fortschritt und erweiterte operative Indikationsstellung gegenseitig - sozusagen als in sich geschlossener Regelkreis - die Waage halten (182). Mit der verbesserten anaesthesiologischen Technik geht eine Erweiterung der operativen Medizin Hand in Hand mit dem Ergebnis, daß sich das statistische Operations- bzw. Anaesthesierisiko in noch vertretbaren, weitgehend gleichbleibenden Grenzen hält.

Wenn man davon ausgeht, daß auch in Zukunft mit einer Ausweitung der operativen Medizin - was Alter und Allgemeinzustand des Patienten sowie Größe operativer Eingriffe anlangt - zu rechnen ist, so muß vor allem den methodischen Risikofaktoren besondere Aufmerksamkeit geschenkt werden (4). Nur in diesem Bereich kann eine ins Gewicht fallende Senkung der Komplikationsrate erwartet werden, weil diese nicht oder jedenfalls nicht entscheidend vom Alter und Zustand des Patienten sowie von Art und Ausdehnung des operativen Eingriffes abhängig ist.

Auf der Suche nach weiteren vermeidbaren oder zumindest reduzierbaren Risikofaktoren wird man sich auch die hohe Quote an Komplikationen durch Mängel der präoperativen Vorbereitung und postoperativen Nachsorge vor Augen zu führen haben. Hierbei handelt es sich nicht um die Kompliziertheit eines technischen Verfahrens, sondern ganz wesentlich um rein organisatorische Mängel infolge schlechter Kompetenzabsprachen und lückenhafter Patientenüberwachung im Grenzbereich zwischen der Verantwortlichkeit von Operateur und Anaesthesist. Ein ganz wesentlicher Anteil bei der Darstellung der Sorgfaltspflicht des Anaesthesisten wird daher der präoperativen Vorbereitung und der postoperativen Überwachung sowie der Abgrenzung der Zuständigkeiten von Anaesthesist und Operateur in diesen sich überschneidenden Tätigkeitsbereichen zu gelten haben.

Man geht aber sicher nicht fehl in der Annahme, daß neben allen anderen Faktoren der lückenlosen und adäquaten Überwachung des Patienten auch oder gerade intraoperativ entscheidende Bedeutung zukommt, da methodische Fehler, rechtzeitig erkannt, häufig unter Vermeidung jeder ernsteren Komplikation behoben werden können.

Ist es dagegen aufgrund eines solchen Fehlers zum Herzstillstand gekommen, so lassen sich schwerwiegende, meist tödliche Komplikationen auch bei adäquaten Wiederbelebungsmaßnahmen kaum noch vermeiden. Wenn von der Sorgfaltspflicht des Anaesthesisten die Rede ist, wird daher vor allem auch die lückenlose intraoperative Patientenüberwachung in den Vordergrund gestellt werden müssen.

2.4. Die Aufklärungspflicht des Anaesthesisten

Die Anaesthesie ist ein mit Gefahren verbundener Eingriff in die körperliche Integrität des Patienten. Ebenso wie andere Heilmaßnahmen bedarf somit auch jedes Betäubungsverfahren der rechtswirksamen Einwilligung des Patienten (64, 65, 126, 297). Dieser vom Reichsgericht in einem Urteil vom 25.11.1941 begründete Standpunkt gilt heute als ebenso selbstverständlich wie die Tatsache, daß die rechtswirksame Einwilligung eine angemessene Aufklärung des Patienten voraussetzt (272, 281, 290).

Dagegen sind die Fragen nach dem Umfang der Aufklärung und der Form der Einwilligung bis heute Gegenstand lebhafter Diskussionen geblieben (108, 196). Im allgemeinen wird eine fehlende Einwilligung bzw. eine mangelhafte Aufklärung des Patienten erst dann forensisch relevant, wenn der Eingriff nicht den gewünschten Erfolg oder infolge Komplikationen eine Schädigung des Patienten herbeigeführt hat. Gelingt es dem Patienten in einem solchen Fall nicht, den Nachweis eines kunstfehlerhaften Verhaltens zu erbringen, erhebt er nicht selten gleichzeitig den Vorwurf mangelhafter Aufklärung, indem er darlegt, daß er in Kenntnis dieser Komplikationsmöglichkeit niemals seine Einwilligung erteilt hätte. Es gehört somit zu den Sorgfaltspflichten eines jeden Arztes, also auch des Anaesthesisten, den Patienten über das geplante Betäubungsverfahren angemessen aufzuklären und auf der Grundlage dieser Aufklärung seine Einwilligung herbeizuführen. Die damit verbundene Problematik gestaltet sich in der Anaesthesiologie vergleichsweise einfacher als für andere Fachgebiete, insbesondere für die operativen Disziplinen, wenn es auch für den Anaesthesisten einige Besonderheiten zu beachten gilt.

Im Regelfall kann der Anaesthesist davon ausgehen, daß der Patient mit der Einwilligung zum operativen Eingriff zugleich auch stillschweigend sein Einverständnis zu der dazugehörigen Anaesthesie erteilt hat (281). Man kann sogar darüber hinausgehend sagen, daß der Patient seine Einwilligung in den Eingriff - von Bagatelleingriffen abgesehen - überhaupt nur unter der stillschweigenden Voraussetzung erteilt hat, daß dieser Eingriff unter angemessener Schmerzausschaltung erfolgt. Daß größere Operationen heute nur noch in Narkose durchgeführt werden, ist eine auch für den medizinischen Laien so selbstverständliche Tatsache, daß sie dem Patienten gegenüber im Grunde keiner besonderen Erwähnung bedarf (93).

Umgekehrt bedeutet dies die Verpflichtung, auf die Absicht, ein Betäubungsverfahren anzuwenden, immer dann ausdrücklich hinzuweisen, wenn seine Notwendigkeit für den Patienten nicht ohne weiteres erkennbar ist. Das gilt insbesondere für diagnostische Eingriffe, etwa eine Röntgenuntersuchung in Narkose. Hierbei sind der Patient oder bei Minderjährigen die Sorgeberechtigten ausdrücklich darauf hinzuweisen, daß die Untersuchung in Betäubung durchgeführt wird, und es ist die Einwilligung ausdrücklich auf das Betäubungsverfahren auszudehnen (93, 263, 281, 293).

Zahlreiche Eingriffe können wahlweise in Allgemein- oder Lokalanaesthesie durchgeführt werden. Über die vom Anaesthesisten vorgenommene Wahl des Anaesthesieverfahrens ist der Patient in geeigneter Weise aufzuklären. Dies gilt vor allem dann, wenn entgegen der Regel und damit der Annahme eines verständigen Patienten der Eingriff nicht in Narkose, sondern in Lokal- bzw. Regionalanaesthesie durchgeführt werden soll und umgekehrt (287, 294, 297). Stehen nicht gewichtige medizinische Gründe entgegen, so ist selbstverständlich auch dem Patienten einen Entscheidungsspielraum einzuräumen. Mancher Patient möchte "nichts sehen und nichts hören" und wünscht sich auch für einen kleinen Eingriff eine Narkose, andere haben eine Scheu, die Kontrolle über ihr Bewußtsein zu verlieren und ziehen auch für nicht ganz kleine Eingriffe eine Lokal- bzw. Regionalanaesthesie vor. Stehen medizinische Gründe dem Wunsche des Patienten entgegen, so hat der Anaesthesist diese dem Patienten darzulegen und zu erläutern mit dem Ziel, seine Einwilligung zu dem sachgerechteren Verfahren zu erhalten. Besteht der Patient auf der Ablehnung einer Narkose und soll der Eingriff aus diesem Grunde in Lokal- bzw. Regionalanaesthesie durchgeführt werden, so ist der Patient auf eine mögliche Versagerquote dieser Technik mit der Notwendigkeit hinzuweisen, den Eingriff u. U. in Allgemeinanaesthesie fortzusetzen und zu beenden.

Der Patient ist nur in großen Zügen über die Grundsätze des gewählten Anaesthesieverfahrens aufzuklären. Den Ablauf des Verfahrens in allen Einzelheiten zu schildern, ist dagegen nicht erforderlich, es sei denn, der Patient verlangt ausdrücklich eine derart detaillierte Unterrichtung (93, 273). Einer solchen ins einzelne gehenden Schilderung sind aber ohnehin durch die mangelnden physiologischen und pharmakologischen Kenntnisse medizinischer Laien Grenzen gesetzt.

Bei der Diskussion um die ärztliche Aufklärungspflicht steht die Forderung nach der Aufklärung über "typische Gefahren" und die damit möglicherweise verbundene psychische Belastung des Patienten stark im Vordergrund. Diese Problematik betrifft jedoch den Anaesthesisten weniger. Die Hinzuziehung eines Fachanaesthesisten und die damit verbundene Anwendung moderner Anaesthesiemethoden wird den Patienten eher beruhigen als beunruhigen, vor allem dann, wenn der Anaesthesist sich die Zeit nimmt, mit dem Patienten ein vorbereitendes Gespräch zu führen und auf seine Fragen und evtl. Besorgnisse einzugehen. Dabei wird er zum Ausdruck bringen, daß es nicht nur zu seiner Aufgabe gehört, Schmerzfreiheit zu gewährleisten, sondern insbesondere auch durch die Überwachung der vitalen Funktionen das Operationsrisiko zu vermindern. Demgegenüber spielen typische Gefahren der Anaesthesie, auf die der Anaesthesist ausdrücklich hinzuweisen hätte, kaum eine Rolle (141).

Jeder verständige Patient weiß, daß es kein Anaesthesieverfahren gibt, welches ganz risikofrei wäre. Die Komplikationsquote liegt aber unabhängig vom gewählten Verfahren weit unter dem Wert von 3 - 4%, der im allgemeinen als die Schwelle angegeben wird, die einen speziellen Hinweis an den Patienten erforderlich macht. Besteht der Patient jedoch darauf, auch entfernt liegende Komplikationsmöglichkeiten und Risikofaktoren zu erfahren, so ist er wahrheitsgemäß zu unterrichten. Hierbei bevorzugt der Autor ängstlichen Patienten gegenüber den Vergleich mit einer Eisenbahnfahrt, die der Reisende in der Regel antritt, ohne die Möglichkeit eines Zugunglückes ernstlich in Betracht zu ziehen. Das Anaesthesieverfahren wahrheitswidrig als völlig gefahrlos hinzustellen, ist jedenfalls nicht statthaft. Sind im Ausnahmefall spezifische Gefahren vorhanden, etwa wegen bestimmter Organbefunde, so ist selbstverständlich darauf hinzuweisen, es sei denn, der Patient lehnt jede ins einzelne gehende Aufklärung mit dem Hinweis auf das Vertrauen, das er dem Anaesthesisten entgegenbringt, ausdrücklich ab.

Als Beispiel für eine spezielle Komplikationsmöglichkeit - das sogenannte Sonderinteresse - wird regelmäßig die Möglichkeit einer durch die Intubation verursachten Stimmbandschädigung eines Sängers erwähnt. Andere spezielle Komplikationsmöglichkeiten können durch Begleiterkrankungen, individuelle Arzneimittelunverträglichkeit oder anatomische Regelwidrigkeiten bedingt sein.

Nicht selten kann durch anatomisch bedingte Intubationsschwierigkeiten ein Zahnschaden bzw. sogar ein Verlust von Zähnen verursacht werden. Es empfiehlt sich daher, den Patienten auf eine solche Möglichkeit hinzuweisen, insbesondere wenn infolge seiner körperlichen Konstitution solche Schwierigkeiten zu erwarten oder bereits schadhafte bzw. gelockerte Zähne vorhanden sind (272). Ein weiteres Beispiel ist das Vorhandensein einer Halsrippe, die den Patienten u. U. für eine Plexusschädigung prädisponiert.

Nicht immer kann das allgemeine Anaesthesierisiko insgesamt als für den Einzelpatienten geringfügig und damit kaum erwähnenswert bezeichnet werden. So sind zahlreiche Umstände denkbar, bei denen das Risiko der Anaesthesie das des operativen Eingriffs bei weitem übersteigt. Wieweit der Patient über den Grad des Risikos aufgeklärt werden muß, hängt dabei weitgehend von der Dringlichkeit der Operation ab. Handelt es sich um einen Eingriff, der zwingend und akut erforderlich ist, um das Leben des Patienten zu erhalten, so braucht sich auch der Anaesthesist "mit der Einwilligung nicht viele Umstände zu machen" (BHG zit. n. (281)). Solche Umstände würden den Patienten nur unnötig belasten, da eine echte Entscheidungsalternative nicht gegeben ist. Anders steht es mit Eingriffen, die aufgeschoben werden können oder die quoad vitam nicht zwingend erforderlich sind. Als Beispiel sei hier die in zunehmendem Maße gerade bei alten, risikoreichen Patienten durchgeführte Hüftgelenkstotalprothese erwähnt. Bei vorhandenem Anaesthesierisiko gehört es nicht nur zu den Pflichten des Arztes, sondern auch zu den selbstverständlichen Rechten des Patienten, das lebenslange Fortbestehen von Gelenkschmerzen und einer Gehbehinderung gegen das Risiko der Anaesthesie abzuwägen. Diese Abwägung gehört allerdings auch in den Aufgabenbereich des Operateurs; wenn er das Operationsrisiko bei der Indikationsstellung in Betracht zieht, hat er dabei auch das Risiko des in Frage kommenden Betäubungsverfahrens zu berücksichtigen, zumal beide Risikokomponenten häufig nicht scharf voneinander abgrenzbar sind (287).

Im allgemeinen kann der Anaesthesist davon ausgehen, daß der Operateur bei seinen pflichtgemäßen Überlegungen und bei der Aufklärung des Patienten alle Risikofaktoren, also auch die des erforderlichen Anaesthesieverfahrens, einbezogen hat (281). Gewinnt der Anaesthesist jedoch den Eindruck, daß dem Anaesthesierisiko nicht die notwendige Beachtung geschenkt wurde, so hat er den Patienten auf das spezielle Anaesthesierisiko hinzuweisen. Dies sollte im engen Benehmen mit dem Operateur geschehen, damit nicht durch die unterschiedliche Bewertung von Risikofaktoren das Vertrauensverhältnis des Patienten zu seinen behandelnden Ärzten gestört wird.

An der Spitze derjenigen Eingriffe, bei denen medizinische Notwendigkeit und Anaesthesierisiko am weitesten divergieren, stehem kosmetische Operationen. Unabhängig von der Tatsache, daß auch kosmetische Eingriffe medizinisch indiziert sein können, ist hierbei an die Aufklärungspflicht des Anaesthesisten ein besonders strenger Maßstab anzulegen, insbesondere dann, wenn durch vorliegende Organerkrankungen tatsächlich Risikofaktoren gegeben sind (257). Ähnlich sind diagnostische Eingriffe zu beurteilen, wenn die durch sie gewonnenen Erkenntnisse in keinem angemessenen Verhältnis zum Anaesthesierisiko stehen oder gar mehr dem akademischen Interesse der behandelnden Ärzte dienen.

Im Rahmen großer Anaesthesieabteilungen ist es nicht immer einzurichten, daß derjenige Anaesthesist, der die Aufklärung des Patienten vornimmt und seine Einwilligung einholt, auch persönlich das Anaesthesieverfahren durchführt. Dies ist rechtlich ohne Belang, wenn dem Patienten nicht der gegenteilige Eindruck vermittelt, sondern zum Ausdruck gebracht wird, daß der Arzt namens der Institution "Anaesthesieabteilung" spricht.

In der Regel gilt dies auch für den "Privatpatienten", der einsehen wird, daß der leitende Anaesthesist unbeschadet seiner Gesamtverantwortung nicht in mehreren Operationssälen zugleich tätig sein kann. Wird dem Patienten jedoch die persönliche Durchführung der Anaesthesie zugesichert oder besteht der Patient auf diesem Vorbehalt, so ist auch danach zu verfahren (273, 280, 281). Notfalls müßte der Eingriff sogar auf einen Zeitpunkt verschoben werden, zu dem der leitende Anaesthesist dem Patienten persönlich zur Verfügung stehen kann. Handelt es sich nicht um einen Patienten, der die gesondert berechenbare ärztliche Leistung in Anspruch nimmt, so ist er allerdings im Krankenhaus in der freien Arztwahl eingeschränkt, d. h. er muß sich den organisatorischen Erfordernissen anpassen (298). Daß ein in dieser Richtung geäußerter Wunsch nicht zuverlässig erfüllt werden kann, muß aber gegebenenfalls auch diesem Patienten gegenüber klar zum Ausdruck gebracht werden.

Nachdem Inhalt und Umfang der Aufklärungspflicht des Anaesthesisten verhältnismäßig leicht umrissen werden können, bleibt noch die Form der Einwilligungserklärung des Patienten zu erörtern (212). Dabei ergeben sich zwei Fragen:

1. Ist es erforderlich, getrennte Einwilligungserklärungen für den Eingriff und das Anaesthesieverfahren zu verlangen oder kann die Einwilligung beide Maßnahmen umfassen?

2. Genügt eine mündliche Erklärung des Patienten oder muß diese in schriftlicher Form vorliegen?

Zu 1. Man sollte alle mit der ärztlichen Behandlung notwendigerweise verbundenen Begleitmaßnahmen, seien sie nun administrativer oder juristischer Natur, so einfach wie möglich gestalten. Es empfiehlt sich daher für den Regelfall, eine gemeinsame Einwilligungserklärung für den Eingriff und das damit verbundene Anaesthesieverfahren vom Patienten einzuholen. Allerdings muß aus dieser Einwilligung klar hervorgehen, ob eine Narkose oder eine Lokal-, insbesondere eine Regionalanaesthesie vorgesehen ist.

Im allgemeinen wird der Operateur derjenige sein, der nach angemessener Aufklärung die Einwilligung des Patienten herbeiführt. Stellt der Patient Fragen nach Einzelheiten des Anaesthesieverfahrens, so wird der Operateur auf die bevorstehende präoperative Visite des Anaesthesisten verweisen. Bei dieser Visite hat der Anaesthesist auch Gelegenheit, erforderlichenfalls auf spezielle Risikofaktoren aufmerksam zu machen und - falls gewünscht - noch einmal die Wahl des Anaesthesieverfahrens mit dem Patienten zu erörtern.

Selbstverständlich ist es nicht zu beanstanden, wenn das umständlichere Verfahren gewählt wird und die beiden beteiligten Ärzte die Einwilligung des Patienten völlig getrennt voneinander einholen (165).

Zu 2. Noch offen ist die Frage, ob die Einwilligungserklärung in schriftlicher Form durch eine unterschriftliche Bestätigung des Patienten erfolgen sollte. Juristisch ist eine solche schriftliche Form sicherlich nicht erforderlich (141, 281). Es genügt ein Vermerk im Krankenblatt, der allerdings nicht nur einen Hinweis auf die Tatsache der erfolgten Aufklärung, sondern auch auf den Umfang enthalten sollte (212). Es empfiehlt sich, daß neben dem aufklärenden Arzt ein weiterer Arzt oder eine Pflegeperson den Vermerk als Zeuge gegenzeichnet, um die Beweiskraft dieser Aktennotiz zu erhöhen.

Von vielen wird eine schriftliche, vom Arzt und vom Patienten unterschriebene Einwilligungserklärung bevorzugt. Sie ist aber nur dann als zuverlässiger zu bezeichnen, wenn in ihr auch der Umfang der Aufklärung ausreichend umschrieben ist. Dies ließe sich für die operativen Fächer am besten dadurch erreichen, daß für jeden speziellen Eingriff spezielle Aufklärungs- und Einwilligungsformulare entwickelt würden.

Da mit der Anaesthesie in der Regel erwähnenswerte typische Gefahren nicht verbunden sind, würde es bei einem anaesthesiespezifischen Einwilligungsformular genügen, Platz vorzusehen, um neben der Bezeichnung des geplanten Anaesthesieverfahrens gegebenenfalls auch verfahrens- oder patientenbezogene spezifische Risikofaktoren zu vermerken.

Als eine für das Fachgebiet Anaesthesiologie zugeschnittene spezielle Form der Aufklärung hat RÜGHEIMER in Zusammenarbeit mit HENKE eine Broschüre entwickelt, die jedem Patienten bei seiner Klinikaufnahme ausgehändigt werden soll (122). In ihr werden die Aufgaben des Anaesthesisten, die Grundlagen der einzelnen Anaesthesieverfahren und insbesondere die damit verbundenen Sicherheitsmaßnahmen und Überwachungsfunktionen geschildert. Im Rahmen dieser Schilderung lassen sich zwanglos auch mögliche Risikofaktoren erwähnen, ohne den Patienten unnötig zu beunruhigen. Es ist vorgesehen, diese Aufklärungsbroschüre mit einer sachgerechten Einwilligungserklärung des Patienten zu kombinieren.

Da an vielen Krankenhäusern schriftliche Einverständniserklärungen nach einem vorgegebenen Schema im Gebrauch sind, sei nochmals betont, daß solche Formulare nur von bedingtem Wert sind, wenn sie nicht auch den Umfang der Aufklärung beinhalten (257). Sie können sogar nachteilig sein, da sie den verantwortlichen Arzt in die Versuchung führen, sich mit der Patientenunterschrift zu begnügen, ohne sich große Mühe um eine sachgerechte und auf das spezielle Verfahren bezogene Aufklärung zu machen. Umgekehrt kann der Patient bei einem derart vereinfachten Beleg stets behaupten, gerade über die aufgetretene Komplikation nicht aufgeklärt worden zu sein. Ein individueller Eintrag ins Krankenblatt zwingt den Arzt dagegen eher, sich Rechenschaft darüber abzulegen, über welche Faktoren er den Patienten im einzelnen aufgeklärt hat.

Abschließend sei noch auf eine anaesthesiespezifische Voraussetzung hingewiesen. Die Einwilligung des Patienten ist nur dann rechtswirksam, wenn sie bei klarem Bewußtsein und uneingeschränkter Urteilsfähigkeit erfolgt. Das heißt, daß eine Aufklärung des Patienten und seine Einwilligungserklärung nach bereits vorgenommener Prämedikation unwirksam ist (141, 272). Das Recht - gegebenenfalls die Pflicht - des Arztes, in dringlichen Fällen bei bewußtlosen oder bewußtseinsgetrübten Patienten im Rahmen einer "Geschäftsführung ohne Auftrag" nach dem mutmaßlichen Willen des Patienten handeln zu müssen, bleibt hiervon unberührt.

Die Anwendung eines Betäubungsverfahrens bei einem ambulanten Patienten erfordert über das bisher Gesagte hinaus seine Aufklärung über die mangelnde Verkehrstüchtigkeit während des Abklingens einer Narkose (93). Auch dieser Hinweis ist vor einer Prämedikation vorzunehmen und sollte schriftlich gegen Unterschrift erfolgen. Wir bevorzugen dabei ein Doppelformular, dessen eine Hälfte der Patient als Instruktion erhält und dessen andere Hälfte mit der Unterschrift des Patienten zu unseren Akten genommen wird.

2.5. Die Delegierung von Aufgaben an Krankenschwestern und Krankenpfleger

Der medizinische Aufgabenbereich des Krankenpflegepersonals kann grundsätzlich in zwei große Abschnitte gegliedert werden: In den Bereich der eigentlichen Krankenpflege im engeren Sinne und in den Bereich der ärztlichen Hilfstätigkeit. In der Intensivmedizin gehen beide Bereiche fließend ineinander über. In dem hier zu erörternden anaesthesiologischen Arbeitsbereich steht dagegen die ärztliche Hilfstätigkeit im Vordergrund.

Die Grenzen zwischen Tätigkeiten, die dem Arzt vorbehalten sind, und der ärztlichen Hilfstätigkeit sind in Abhängigkeit von der medizinischen Entwicklung keine feststehenden. In vielen Fachgebieten werden einzelne Maßnahmen, die vor einigen Jahren noch als rein ärztliche gegolten haben, in zunehmendem Umfange speziell unterwiesenen Krankenschwestern[1] anvertraut. Ein Grundsatz

[1]Im folgenden beinhaltet der Begriff Krankenschwester stets auch Krankenpfleger

wird jedoch auch in Zukunft stets unverändert bleiben: Im Gegensatz zu angeordneten Einzelmaßnahmen sind Diagnosestellung und die sich daraus ergebenden therapeutischen Schlußfolgerungen eine ausschließlich ärztliche Aufgabe, die niemals auf ärztliches Assistenzpersonal übertragbar ist. Dieser Grundsatz gilt auch für jedes Anaesthesieverfahren, unabhängig von der Möglichkeit, einzelne Verrichtungen innerhalb dieses Verfahrens zu delegieren.

Gerade in jüngster Zeit ist eine solche Möglichkeit, durch Delegierung von Aufgaben an nichtärztliches Personal eine Entlastung des Anaesthesisten herbeizuführen, lebhaft erörtert worden. Ausgangspunkt dieser Diskussion war ursprünglich der ausgeprägte ärztliche Personalmangel im Fachgebiet Anaesthesiologie (166, 209). Die Diskussion zielt aber darüber hinaus auf die prinzipielle Feststellung ab, daß die Fortschritte und Erfolge der medizinischen Wissenschaft laufend zu einer Vermehrung des medizinischen Leistungsangebotes führen, das allmählich an die Grenzen der ökonomischen Möglichkeiten unserer Gesellschaft stößt. Will man das medizinische Leistungsangebot trotzdem nicht begrenzen, müssen Wege zu einer Rationalisierung gefunden werden. Ein solcher Weg besteht darin, alle diejenigen medizinischen Verrichtungen, die nicht unbedingt von einem Arzt persönlich erbracht werden müssen, auf speziell ausgebildetes nichtärztliches Personal zu delegieren (207, 236, 296).

Gerade das Fach Anaesthesiologie ist ein Beispiel für die rapide Expansion medizinischer Leistungen. Immer noch kommen zahlreiche neue Aufgaben auf den Anaesthesisten zu, ohne daß der Zuwachs an ärztlichen Planstellen damit Schritt halten könnte. Gleichzeitig verfügt der Anaesthesist bereits über Erfahrungen in einer weitgehenden Delegierung ursprünglich ärztlicher Aufgaben und zwar in der Intensivmedizin. Die sprunghafte Entwicklung dieses neuen medizinischen Sektors wäre nicht vorstellbar ohne das Vorhandensein speziell weitergebildeter Pflegekräfte, die zahlreiche Verrichtungen übernommen haben, die im Rahmen der konventionellen Krankenversorgung in der Regel zum ärztlichen Aufgabenbereich gehören. Hierunter fallen insbesondere Überwachungsaufgaben, wie die Kontrolle von Blutdruck und Pulsfrequenz, das Monitoring, aber auch die Überwachung und Bedienung von Respiratoren. Der Betrieb einer Intensiveinheit wäre ohne eine solche Erweiterung des Aufgabenbereiches von Krankenschwestern undenkbar (170, 210). Es lag daher nahe, diese Erfahrungen auf die Verhältnisse im Operationssaal zu übertragen.

Die Erkenntnis, daß das mit solchen Aufgaben betreute Pflegepersonal spezielle Kenntnisse und Erfahrungen besitzen muß, hat die DGAW schon frühzeitig (1969) veranlaßt, eine "Stellungnahme zur Ausbildung von Schwestern und Pflegern für den Anaesthesiedienst und die Intensivpflege" zu publizieren (45). Diese Richtlinien wurden 1973 ergänzt und erweitert mit dem Ziel, eine staatlich anerkannte Weiterbildungsordnung zur Fachschwester bzw. zum Fachpfleger für den Anaesthesiedienst und die Intensivmedizin zu erreichen (47). In Analogie zur fachärztlichen Weiterbildung sollen hierbei in einem 2-jährigen berufsbegleitenden Lehrgang die notwendigen Kenntnisse und Erfahrungen im Rahmen eines genau definierten Unterrichtsplanes und einer bestimmten Stundenzahl praktischer Unterweisungen vermittelt werden. Der Lehrgang schließt mit einer praktischen, schriftlichen und mündlichen Prüfung ab (5, 7).

Um eine bundeseinheitliche gesetzgeberische Initiative auf Länderebene vorzubereiten, hat inzwischen auch die Deutsche Krankenhausgesellschaft (DKG) in einer Empfehlung ein "Muster für eine landesrechtliche Ordnung der Weiterbildung und Prüfung zu Krankenschwestern, Krankenpflegern und Kinderkrankenschwestern in der Intensivpflege" veröffentlicht, das in den Grundzügen mit den vorgenannten Richtlinien der DGAW übereinstimmt (50). Mittlerweile werden in Anlehnung an diese Richtlinien bereits an zahlreichen Anaesthesieabteilungen derartige Lehrgänge durchgeführt.

Grundsätzlich kann jedoch auch unabhängig von einem solchen Lehrgang jede Krankenschwester nach abgeschlossener Berufsausbildung zur Assistenz im Anaesthesiedienst herangezogen werden, wenn sie die notwendigen Kenntnisse und Erfahrungen besitzt. Als Maßstab für den Umfang dieser erforderlichen Kenntnisse und Erfahrungen werden allerdings in Zukunft die in den erwähnten Richtlinien festgelegten Grundsätze dienen; man wird jedenfalls davon ausgehen können, daß Krankenschwestern, die einen solchen Lehrgang mit Erfolg absolviert haben, ausreichend unterwiesen sind.

Der Aufgabenkreis der Anaesthesieschwester läßt sich in zwei Bereiche gliedern:

1. Der primäre Bereich der ärztlichen Hilfstätigkeit, in dem die Krankenschwester nach genereller ärztlicher Anweisung weitgehend selbständig und eigenverantwortlich tätig wird. Hierzu gehören insbesondere alle Vorbereitungsarbeiten für ein Anaesthesieverfahren, die Assistenz bei der Durchführung des Verfahrens sowie Aufräumungs- und Reinigungsarbeiten (Nachsorgearbeiten) nach Abschluß des Verfahrens, ferner Betreuung und Überwachung des operierten Patienten im Aufwachraum (279, 280).

2. Die befristete Übernahme von ärztlichen Aufgaben, insbesondere die Patientenüberwachung während eines Anaesthesieverfahrens unter bestimmten, eng umschriebenen Kriterien.

2.5.1. Vorbereitungsarbeiten

Im Rahmen einer erforderlichen sinnvollen Arbeitsteilung zwischen Arzt und ärztlichem Assistenzpersonal gehören sämtliche Vorbereitungsarbeiten zu dem spezifischen Aufgabenbereich einer Anaesthesieschwester, die insoweit selbständig und eigenverantwortlich tätig wird. Darunter fallen insbesondere:

a) Bereitstellung des betriebsfertigen Narkosegerätes

b) Bereitstellung des erforderlichen Instrumentariums (Tubus, Laryngoskop, Maske u. a.)

c) Vorbereitung der benötigten Medikamente, insbesondere Aufziehen und Kennzeichnung der erforderlichen Spritzen, Richten einer intravenösen Infusion

d) Vorbereitung des Patienten

ad a) Die technische Kompliziertheit moderner Narkosegeräte bringt es mit sich, daß ihre Überprüfung auf Betriebssicherheit und Funktionsfertigkeit einen außerordentlich wichtigen Faktor bei der Risikoverminderung in der Anaesthesie darstellt (79, 186, 314). Der Narkoseapparat ist in der Regel vor Beginn eines Operationsprogrammes desinfiziert worden und muß aus zahlreichen Einzelteilen neu zusammengesetzt werden. Es ist daher besonders wichtig, das Gerät auf Dichtigkeit, Richtigkeit des Gasflusses, Spiel der Ventile usw. zu überprüfen. Hierzu gehört auch die Kontrolle des Füllungszustandes der Gasflasche bzw. des fehlerfreien Anschlusses an die zentrale Narkosegasversorgung, des Füllungszustandes des oder der Verdampfer, das Auffüllen mit frischem Atemkalk usw. Nach der Rechtsprechung gehört die Bereitstellung eines betriebssicheren Gerätes zu den eigenverantwortlichen Aufgaben einer auf Zuverlässigkeit geprüften Anaesthesieschwester. Der Anaesthesist darf sich insoweit auf die Funktionsfähigkeit des Gerätes verlassen (34, 117).

Es liegt nahe, dem Personal zur Geräteüberprüfung eine Checkliste an die Hand zu geben, um eine systematische und zuverlässige Funktionskontrolle zu gewährleisten. Dies ist umso nötiger, als es in der Regel innerhalb einer Anaesthesieabteilung eine Vielzahl von Gerätetypen gibt. Es müßte daher für jedes Modell eine eigene Checkliste ausgearbeitet werden, eine Aufgabe, die am besten von den Herstellerfirmen übernommen werden sollte (299).

ad b) Zur Vorbereitung des Instrumentariums gehört insbesondere die Bereitstellung und Prüfung passender Tuben und des Laryngoskopes. Unter Wahrung der notwendigen Sterilität sind die Manschetten der Endotrachealtuben auf Dichtigkeit zu überprüfen; ältere Tuben, deren Manschetten erkennbar zu einer Hernienbildung neigen, sind sogleich auszusondern. Die Bereitstellung eines Laryngoskopes beinhaltet insbesondere auch die Überprüfung seiner Beleuchtungseinrichtung.

ad c) Eine wesentliche und besonders verantwortungsvolle Aufgabe stellt die Vorbereitung, d. h. das Aufziehen der erforderlichen Spritzen dar. Angesichts der Vielfalt der in Frage kommenden Pharmaka und der unterschiedlichen Lösungskonzentration der zur Verwendung kommenden Medikamente ist hier zweifellos eine große Verwechslungsgefahr gegeben, der nur durch besondere Sorgfalt und Aufmerksamkeit des Assistenzpersonals begegnet werden kann (261, 314). Zur Risikoverminderung empfehlen sich einige spezielle Regelungen: Die Zahl der im Rahmen der Routinevorbereitung aufzuziehenden Medikamente sollte auf ein bestimmtes, überschaubares Standardprogramm begrenzt werden. Zusätzliche Medikamente, die nicht regelmäßig, sondern nur im Einzelfall erforderlich werden, sollten nur auf ausdrückliche Anordnung und nach Möglichkeit nur in Gegenwart des Anaesthesisten aufgezogen werden. Von jedem gebräuchlichen Medikament sollte nur eine Lösungskonzentration bzw. eine Ampullengröße vorhanden sein. Jede aufgezogene Spritze ist von der gleichen Person sofort mit einem optisch unverwechselbaren Klebeetikett zu kennzeichnen. Nicht gekennzeichnete Spritzen sind unter allen Umständen zu verwerfen (288). Das sonst zur Kennzeichnung einer Spritze empfohlene Aufstecken der zugehörigen leeren Ampulle erscheint hier unzureichend, da bei der Vielzahl der für ein Operationsprogramm im voraus aufgezogenen Spritzen und der Vielfältigkeit der verwandten Medikamente mit dieser Gepflogenheit eine Verwechslung nicht mit absoluter Sicherheit ausgeschlossen werden kann. Hinzu kommt, daß ein Teil der in der Anaesthesie verwendeten Medikamente in Stechampullen abgefüllt ist, die das Mehrfache einer Einzeldosis enthalten. Angebrochene Stechampullen dürfen nur weiter verwendet werden, wenn die Blechumrandung des Stechverschlusses nicht entfernt wurde. Anderenfalls könnte eine leere Ampullenflasche zum Abfüllen anderer Substanzen durch Unbefugte benutzt worden sein. So soll z. B. ein tödlicher Zwischenfall dadurch zustande gekommen sein, daß in eine derartige Ampullenflasche Benzin eingefüllt wurde, ohne das Etikett zu verändern. Es erscheint unter diesen Umständen auch wichtig, die Ampullen des zugehörigen Lösungsmittels - im allgemeinen Aqua dest. - so zu kennzeichnen, daß eine Verwechslung mit Ampullen gleicher Größe aber anderen Inhalts, etwa Lokalanaesthetica oder Elektrolytkonzentrate, vermieden wird. Auch eine klar gegliederte Anordnung der Ampullen bei ihrer Bevorratung in den Narkosevorbereitungsräumen kann dazu beitragen, eine Verwechslungsgefahr zu vermindern.

Alle diese gebotenen Vorsichtsmaßnahmen können aber nicht mit absoluter Zuverlässigkeit den menschlichen Irrtum infolge einer kurzen Unaufmerksamkeit vermeiden. Gerade eine täglich sich wiederholende schematische Routinearbeit wie das Aufziehen einer größeren Anzahl von Spritzen birgt die Gefahr in sich, die gebotene Aufmerksamkeit zu vernachlässigen. Das Assistenzpersonal ist daher immer wieder auf die Gefahren einer Ampullenverwechslung hinzuweisen und auf die Notwendigkeit, sich bei jeder einzelnen Ampulle durch einen aufmerksamen Blick auf das Etikett und seine Beschriftung von der Richtigkeit des Inhaltes zu überzeugen. Dies ist um so wichtiger, als sich zahlreiche Ampullen bzw. Ampullenfläschchen trotz unterschiedlichen Inhalts hinsichtlich Größe, Form und Gestaltung des Etiketts ähnlich sehen.

Auch unter Berücksichtigung dieser Gefahrenmomente kann von dem Grundsatz nicht abgegangen werden, daß das Aufziehen und Kennzeichnen von Spritzen zum eigenverantwortlichen Aufgabenbereich ausgebildeter Krankenschwestern gehört. Der Arzt muß sich zwar grundsätzlich von der Zuverlässigkeit des Beauftragten überzeugen und gelegentlich immer wieder einmal durch Stichproben den Ablauf der Vorbereitungsarbeiten kontrollieren; hat er dies getan, so darf und muß er sich im Einzelfall darauf verlassen, daß die übertragene Verrichtung sachgerecht und mit der gebotenen Sorgfalt ausgeführt wurde. Anderenfalls würde jede Arbeitsteilung zwischen Arzt und ärztlichem Assistenzpersonal illusorisch. In diesem Zusammenhang ist nicht die Frage nach einer akademischen oder nichtakademischen Berufsausbildung relevant, sondern alleine die Frage nach der persönlichen Zuverlässigkeit und menschlichen Irrtumsfähigkeit. Es besteht kein Zweifel, daß ebenso wie einer Krankenschwester auch einem Arzt eine Ampullenverwechslung unterlaufen könnte.

ad d) In diesen Aufgabenbereich fällt zunächst einmal die Übernahme des Patienten vom Pflegepersonal der Station und die Entgegennahme der Krankenpapiere. Dabei ist als erstes die Identität des Patienten und die Diagnose bzw. die Art des vorgesehenen Eingriffes im Zusammenhang mit dem Operationsprogramm zu überprüfen. Leichter als es sich der Außenstehende vorzustellen vermag, können bei einem umfangreichen operativen Routinebetrieb, bei dem in zahlreichen, räumlich eng nebeneinander liegenden Operationssälen gearbeitet wird, Verwechslungen hinsichtlich Person und beabsichtigter Operation vorkommen (64). Hierbei ist nicht nur die mögliche Namensgleichheit von Patienten zu berücksichtigen, sondern auch die Tatsache, daß der Patient durch die vorangegangene Prämedikation nicht mehr voll auskunftsfähig ist, ganz abgesehen von Kindern, geistig stark eingeschränkten alten Patienten oder Ausländern. Ferner ist zu bedenken, daß u. U. zum gleichen Zeitpunkt in zwei oder mehreren Operationssälen mehrere gleichartige Eingriffe angesetzt sind. Zweifellos ist auch der Operateur dafür verantwortlich, daß nicht der falsche Patient einem falschen Eingriff unterworfen wird, aber ebenso gehört es zur selbstverständlichen Sorgfaltspflicht des Anaesthesisten, ein Betäubungsverfahren nicht unter falschen Voraussetzungen einzuleiten. Insoweit ist auch er verpflichtet, jede mögliche Vorsorge zur Vermeidung einer Verwechslung zu treffen.

Schon bei der Übernahme des Patienten und seiner Lagerung vom Bett auf den Operationstisch hat die Anaesthesieschwester ihre Aufmerksamkeit auf eine ordnungsgemäße Lagerung unter Vermeidung von Druckstellen oder einer unnötig extremen Körperhaltung zu richten, immer mit Rücksicht darauf, daß der Patient durch die vorangegangene Prämedikation bereits in seiner Bewußtseinslage und der Möglichkeit der Schmerzäußerung mehr oder weniger stark eingeschränkt sein kann. Diese Sorgfaltspflicht des Anaesthesiepersonals bleibt auch unberührt, wenn bei der Umlagerung vom Bett auf den Operationstisch ein Operationspfleger beteiligt ist.

In Abhängigkeit von seiner Bewußtseinslage muß der Patient auf dem Operationstisch bis zum Beginn der Anaesthesie insoweit überwacht werden, daß er nicht vom Operationstisch herabstürzen kann. Dies gilt insbesondere für Kinder und alte, geistig eingeschränkte Patienten.

Zur weiteren Vorbereitung gehört die Feststellung, ob der Patient nüchtern ist, bzw. wann die letzte Mahlzeit eingenommen wurde, ferner die Frage nach herausnehmbaren Zahnprothesen, lockeren Zähnen usw. Die Vorbereitung wird abgeschlossen mit der Messung von Blutdruck und Pulsfrequenz, der Anlage eines Anaesthesieprotokolls sowie gegebenenfalls der Befestigung von EKG-Elektroden zwecks apparativer Überwachung.

An einer Reihe von Anaesthesieabteilungen ist es üblich, daß darüber hinaus vom Assistenzpersonal in unkomplizierten Fällen ein venöser Zugang hergestellt, d. h. durch Venenpunktion eine intravenöse Infusion angelegt wird.

Dies wirft die grundsätzliche Frage auf, inwieweit Krankenschwestern berechtigt sind, auf ärztliche Anordnung Injektionen bzw. Venenpunktionen selbständig vorzunehmen. Hierzu gibt es zahlreiche kontroverse Äußerungen, so daß bisher weder in medizinischer noch juristischer Hinsicht ein allgemein verbindlicher Standpunkt erkennbar ist (28, 93, 108, 214, 227, 229, 230). Ohne auf die Frage im einzelnen einzugehen, kann in diesem Zusammenhang festgestellt werden, daß eine Venenpunktion mit wesentlich geringeren Gefahren verbunden ist als eine intravenöse Injektion. Die Punktion hängt weitgehend von manueller Übung und Geschicklichkeit ab; sie ist somit durchaus auch von Krankenschwestern erlernbar, sofern man sich bei diesen Betrachtungen zunächst einmal nur auf die peripheren Venen der oberen Extremitäten beschränkt.

Die Anlage einer intravenösen Infusion steht der Technik nach zwischen einer Punktion und Injektion. Unter der Voraussetzung, daß eine indifferente Infusionslösung verwandt wird, steht sie dem Risiko nach der Punktion näher. Insbesondere die gefürchtete versehentliche intraarterielle Punktion wird bei der Anlage einer Infusion sofort erkannt, da das Blut entgegen dem hydrostatischen Druck im Infusionssystem aufsteigt (23, 62, 75, 87, 108, 176, 213, 215, 216, 276, 277). Die andere Fehlermöglichkeit einer paravenösen Infusion ist bei genügender Aufmerksamkeit ebenfalls leicht und schnell erkennbar und bleibt schadlos, sofern die Infusion rechtzeitig unterbrochen wird und keine gewebsschädigende Infusionslösung zur Anwendung kommt. Es erscheint daher unbedenklich, Anaesthesieschwestern die Anlage einer intravenösen Infusion zu gestatten, wenn keine besonders schwierigen Venenverhältnisse vorliegen, nur eine indifferente Infusionslösung verwandt wird und der Anaesthesist in der Nähe ist, um bei Schwierigkeiten eingreifen zu können.

Bedenken bestehen dagegen gegen die primäre Anlage von intravenösen Blutersatzmittelinfusionen durch nichtärztliches Personal wegen der spezifischen Komplikationsmöglichkeiten dieser Substanzen (10, 89). Die Anordnung von Infusionen, die Wahl und Dosierung von Medikamenten ist unabhängig von ihrer technischen Applikation stets dem Arzt vorbehalten.

Spätestens mit der Anlage einer intravenösen Infusion ist die anaesthesiologische Vorbereitung des Patienten abgeschlossen und findet dieser weitgehend selbständige Tätigkeitsbereich des Assistenzpersonals sein Ende. Die Einleitung des Anaesthesieverfahrens ist in jedem Falle eine ärztliche Aufgabe. Der Tätigkeitsbereich der Anaesthesieschwester beschränkt sich in dieser Phase auf die Hilfestellung, wie intravenöse Gabe von Medikamenten durch die liegende Infusionskanüle nach ärztlicher Einzelanordnung, Zureichen von Laryngoskop und Tubus, Überwachung von Blutdruck und Pulsfrequenz und weiteren Maßnahmen zur Vermeidung oder Behebung von Schwierigkeiten oder drohenden Komplikationen. Gerade weil die Ein- und Ausleitung einer Narkose die schwierigste und risikoreichste Phase darstellt, sollte der Anaesthesist hierbei niemals alleine auf sich gestellt tätig werden, sondern immer eine Hilfskraft zumindest in Rufnähe bei sich haben. Anderenfalls könnte sich bei auftretenden Schwierigkeiten, etwa bei unerwartetem Erbrechen, plötzlichem Blutdruckabfall, Laryngospasmus u. a., ein verhängnisvoller Zeitverlust ergeben, da auch der erfahrenste Anaesthesist nur zwei Hände hat und nicht mehrere Maßnahmen zugleich ausführen kann.

2.5.2. Aufgabenteilung während des Anaesthesieverfahrens

Wie bereits hervorgehoben, ist die Durchführung eines Anaesthesieverfahrens eine dem Arzt vorbehaltene Maßnahme, die keinesfalls nichtärztlichem Personal selbständig und eigenverantwortlich überlassen werden darf. Das schließt aber nicht aus, daß Anaesthesieschwestern in bestimmten Phasen der Anaesthesie über eine reine Assistenz hinaus unter ärztlicher Leitung und Verantwortung tätig werden. Gemeint ist hier insbesondere die Patientenüberwachung im Verlaufe eines Anaesthesieverfahrens in unkomplizierten Fällen.

Allerdings erscheint es wichtig, die Kriterien festzulegen, unter denen eine vorübergehende Delegierung von ursprünglich ärztlichen Überwachungsfunktionen auf Anaesthesieschwestern vertretbar ist. Von unserer Seite wurden diese Kriterien folgendermaßen definiert (207):

1. Eine Delegierung von Überwachungsaufgaben ist nur in unkomplizierten Fällen vertretbar (240, 291, 297). Der Begriff "unkompliziert" beinhaltet in diesem Zusammenhang voraussichtliche Risikoarmut im Hinblick auf den Patienten, auf den operativen Eingriff und auf das Anaesthesieverfahren. Während der Anaesthesist auf den Zustand des Patienten und die Risikobelastung der Operation nur bedingte Einwirkungsmöglichkeiten besitzt, kann die Wahl des Anaesthesieverfahrens unter Umständen nicht unwesentlich von der Frage beeinflußt werden, ob eine lückenlose ärztliche Überwachung vorgesehen und möglich ist, oder ob auf den Einsatz einer Anaesthesieschwester zurückgegriffen werden soll.

Es liegt auf der Hand, daß sich für die nichtärztliche Überwachung in erster Linie regionale Anaesthesieverfahren eignen, da hierbei nur die vitalen Funktionen des Patienten, nicht aber die Funktionen eines Narkosegerätes zu kontrollieren sind und im weiteren Verlauf des Verfahrens keine potenten Anaesthetica mehr zugeführt werden. Im Rahmen von Allgemeinanaesthesien erscheint es zweckmäßig, die Intubationsnarkose mit kontrollierter Beatmung zu bevorzugen. Unter der Voraussetzung gleichbleibender Operationsbedingungen stellt sich in der Regel hierbei ein "steady state" ein, der die Narkoseführung über eine kürzere oder längere Frist weitgehend auf eine reine Überwachungsfunktion beschränkt. Maskennarkosen dagegen dürften sich nur ausnahmsweise zur nichtärztlichen Überwachung eignen, da Narkoseleitung und Patientenüberwachung hierbei fließend ineinander übergehen.

2. Die mit Überwachungsfunktionen betraute Anaesthesieschwester muß über die erforderlichen Kenntnisse und Erfahrungen verfügen und darüber hinaus über die besonderen medizinischen Umstände des Einzelfalles ausreichend unterrichtet sein.

3. Die Anaesthesieschwester darf nicht zugleich mit anderen Aufgaben betraut werden, etwa mit der Vorbereitung einer folgenden Narkose; sie muß sich vielmehr mit ihrer vollen Aufmerksamkeit und ohne Unterbrechung der Überwachung von Patient und Gerät widmen können. Insbesondere muß organisatorische Vorsorge getroffen sein, daß die überwachende Anaesthesieschwester durch keinerlei Umstände gezwungen ist, den Patienten zu verlassen (etwa um eine Infusionsflasche zu ersetzen oder den Arzt zu rufen).

4. Es ist klarzustellen, daß die Anaesthesieschwester im Rahmen ihrer Überwachungsfunktion keinerlei Entscheidungskompetenz besitzt, abweichend von konkret festgelegten Regeln die Einstellung des Respirators oder die Zufuhr von Narkosegasen bzw. -dämpfen zu verändern, von sich aus intravenöse Narkosemittel, Muskelrelaxantien, Kreislaufmittel u. a. zu geben, ohne hierzu eine ärztliche Anordnung im Einzelfall herbeigeführt zu haben. Daß die Schwester ebensowenig berechtigt ist, ohne ausdrückliche ärztliche Weisung während der Narkose eine Bluttransfusion durchzuführen oder Blutersatzmittel zu verabfolgen, versteht sich von selbst.

5. Diese enge Weisungsabhängigkeit der Anaesthesieschwester setzt voraus, daß der für das Anaesthesieverfahren verantwortliche Anaesthesist sich in unmittelbarer Nähe des Geschehens aufhält und stets verfügbar bleibt, um unverzüglich notwendige Anordnungen treffen oder erforderlichenfalls unmittelbar persönlich die Durchführung der Narkose übernehmen zu können. Aus dem Gesagten geht auch hervor, daß der Anaesthesist bei der Ein- und Ausleitung der Narkose im Regelfall unmittelbar zugegen sein sollte.

Die enge Reglementierung des nichtärztlichen Anaesthesiepersonals dient in erster Linie der Sicherheit des Patienten. Hierdurch soll aber auch die Anaesthesieschwester selber vor einer Verantwortungslast geschützt werden, die sie aufgrund ihrer Ausbildung überfordern würde. Andererseits kann dem Anaesthesisten die Verantwortung für die durch eine Schwester überwachte Narkose nur dann zugemutet werden, wenn die Entscheidungskompetenz während des Anaesthesieverfahrens in allen Einzelheiten uneingeschränkt in seinen Händen verbleibt und er nicht durch Vorgriffe der Anaesthesieschwester in seiner Handlungsfreiheit eingeengt wird.

An anderer Stelle haben wir zusammen mit WEISSAUER darauf hingewiesen, daß im Regelfall in umkomplizierten Fällen unter den geschilderten Voraussetzungen ein Anaesthesist mit Hilfe von zwei Anaesthesieschwestern zwei benachbarte Operationstische vorübergehend betreuen kann (209). In diesem Zusammenhang muß aber auch auf das bereits erwähnte vom BGH bestätigte Urteil des Oberlandesgerichts Köln hingewiesen werden; hierin wird festgestellt, daß jedenfalls bei einem Risikofall die Delegierung von Überwachungsfunktionen auf nichtärztliche Hilfskräfte nicht zulässig ist und der Anaesthesist den Operationssaal vor Beendigung der Narkose nicht verlassen darf (231, 291). UHLENBRUCK (263) geht sogar noch einen Schritt weiter und erklärt: "Eine gleichzeitige Überwachung und Leitung von Parallelnarkosen ist entgegen einer vielfach geübten Praxis wegen der Unmöglichkeit gleichzeitigen Eingreifens unzulässig ..."; allerdings berücksichtigt dieser apodiktische Standpunkt nicht den Einsatz speziell unterwiesener Anaesthesieschwestern. Bei einer Bewertung des erwähnten Kölner Urteils ist auch zu berücksichtigen, daß die Narkoseüberwachung in dem zur Verhandlung anstehenden Fall einem anaesthesiologisch wenig erfahrenen und unzureichend unterwiesenen Medizinalassistenten übertragen worden war und daß der verantwortliche Anaesthesist sich nicht in Rufnähe befand.

Wir haben die vorgenannten Kriterien in Kenntnis der beiden restriktiven Stellungnahmen aufgestellt und halten sie auch gegenüber anders lautenden Meinungsäußerungen aufrecht. Dabei ist zu berücksichtigen, daß eine erfahrene Anaesthesieschwester möglicherweise eine zuverlässigere Patientenüberwachung gewährleistet als ein junger, erst seit einigen Monaten im Fachgebiet tätiger Arzt. Gerade die sehr unterschiedliche Qualifikation der ärztlichen Mitarbeiter zwingt den Facharzt für Anaesthesiologie oft dazu, die Überwachung seines Patienten, soweit vertretbar, zeitweilig einer zuverlässigen Hilfskraft zu übertragen, um sich der Anleitung und Beaufsichtigung des jüngeren Kollegen im benachbarten Operationssaal zu widmen.

Daß die derzeit zur Anwendung kommenden Schlüsselzahlen für die ärztlichen Stellenpläne von Anaesthesieabteilungen diese Verpflichtung nicht ausreichend berücksichtigen, wurde schon erwähnt. Der leitende Anaesthesist ist eben nicht nur für die Sicherheit des Einzelpatienten verantwortlich, bei dem er persönlich das Anaesthesieverfahren durchführt, sondern für die Gesamtheit aller von seiner Abteilung betreuten Patienten. Der damit unlösbar verbundenen Aufsichts- und Unterweisungspflicht nur deswegen nicht nachzukommen, weil eine vorübergehende, medizinisch vertretbare Delegation von Überwachungsaufgaben aus rein formal-juristischen Bedenken heraus unterbleibt, erschiene widersinnig und wäre mit dem ärztlichen Grundsatz des "nil nocere" unvereinbar.

Derartige Forderungen werden von unserer Rechtsordnung nicht erhoben. Der von der Rechtsprechung entwickelte Sorgfaltsmaßstab stellt vielmehr darauf ab, wie sich der gewissenhafte Durchschnittsarzt bzw. -facharzt in der gleichen Situation verhalten hätte. Wichtige Anhaltspunkte für die in bestimmten Situationen zu beachtende Sorgfalt geben im übrigen die von den Fachgebieten entwickelten Kunstregeln. Gerade zu der Frage, ob und unter welchen Kautelen sogenannte Parallelnarkosen durchgeführt werden dürfen, haben sich im Fachgebiet Anaesthesiologie inzwischen konkrete Vorstellungen entwickelt.

Allerdings muß auch klargestellt werden, daß eine Übertragung von Überwachungsaufgaben im Rahmen eines Anaesthesieverfahrens auf nichtärztliches Assistenzpersonal immer nur im Einzelfall und niemals aufgrund einer generellen Anordnung erfolgen kann. Aus jedem zunächst unkompliziert erscheinenden Fall kann sich plötzlich ein Risikofall entwickeln, sei es, daß sich im Rahmen des Anaesthesieverfahrens unerwartet Schwierigkeiten ergeben, sei es, daß unvorhergesehene operative Komplikationen entstehen. Es ist somit nicht zulässig, aus der Möglichkeit, Überwachungsfunktionen zu delegieren, den Schluß zu ziehen, grundsätzlich dürfe davon ausgegangen werden, ein Anaesthesist könne mit zwei Anaesthesieschwestern zwei Operationstische gleichzeitig versorgen. Ebenso wenig ist es zulässig, die Gestaltung des täglichen Operationsprogrammes von vornherein auf diese Möglichkeit abzustellen. Nicht der Operateur, sondern alleine der Anaesthesist kann die Entscheidung treffen, im Einzelfall von einer derartigen Möglichkeit Gebrauch zu machen. Mit einer solchen Entscheidung übernimmt er zugleich die Verantwortung dafür, daß diese Aufgabendelegation sich im Rahmen der zulässigen Voraussetzungen bewegt.

Von Wichtigkeit ist dabei auch, daß in keiner noch so kurzen Phase des Anaesthesieverfahrens Zweifel darüber aufkommen, welcher Arzt die persönliche Verantwortung für das Anaesthesieverfahren trägt. Die mit der Überwachung beauftragte Anaesthesieschwester muß zu jedem Zeitpunkt wissen, an welchen Arzt sie sich zu wenden hat und wo sie ihn finden kann; der zuständige Arzt muß wissen, daß er nach wie vor die Verantwortung für das Anaesthesieverfahren und damit auch für die ordnungsgemäße Überwachung des Patienten trägt. Dies schließt selbstverständlich nicht aus, daß die Anaesthesieschwester gegebenenfalls für eigene Sorgfaltsmängel in dem ihr zugewiesenen, eng umschriebenen Aufgabenbereich selber einzustehen hat (29, 117). Daraus ergibt sich zugleich, daß der Anaesthesieschwester Gelegenheit gegeben werden muß, sich zu äußern, wenn sie sich durch die Delegation von Überwachungsfunktionen aufgrund der Umstände des Einzelfalles überfordert fühlt.

In der Ausleitungsphase einer Narkose ist es wieder die Assistenz für den Anaesthesisten, die die Funktion der Anaesthesieschwester charakterisiert. Dabei ist es gleichgültig, ob die notwendigen Verrichtungen manuell von ihr unter unmittelbarer ärztlicher Anweisung oder vom Arzt persönlich mit ihrer Assistenz erfolgen.

Nach Abschluß des Anaesthesieverfahrens ist es wesentlich, keine Überwachungslücke bis zur Übergabe des Patienten an das Pflegepersonal des Aufwachraumes entstehen zu lassen. Es bleibt dabei dem ärztlichen Ermessen im Einzelfall vorbehalten, ob der Anaesthesist selber oder die beteiligte Anaesthesieschwester den Patienten begleitet. Jedenfalls aber hat die Übergabe des Patienten von Person zu Person zu geschehen, um Kompetenzlücken zu vermeiden.

2.5.3. Nachsorgearbeiten

Ein wesentlicher Aufgabenbereich des Assistenzpersonals besteht in der Nachsorge von Instrumentarium und Gerät. Von der Sorgfalt dieser Arbeiten hängt es ab, unter welchen Bedingungen das nächste Anaesthesieverfahren begonnen werden kann. Hierbei spielt neben der Wiederherstellung einer übersichtlichen Ordnung die Beachtung der hygienischen Erfordernisse eine entscheidende Rolle. Gerade im anaesthesiologischen Bereich ist der sogenannte "Hospitalismus" eine ernstzunehmende Gefahr. Im aseptischen Operationssaal kann der intubierte und beatmete Patient im Hinblick auf die Narkoseausleitung als ein "locus minoris resistentiae" bezeichnet werden. Andererseits ergeben sich vom Material her Schwierigkeiten, das benutzte Instrumentarium konsequent zu sterilisieren, da der Anaesthesist anders als der Operateur weitgehend auf die Verwendung von Plastik- oder Gummigegenständen angewiesen ist. Soweit es sich hierbei nicht um Einwegartikel handelt, gehört die Reinigung, die Desinfektion bzw. Sterilisation und das Wiedereinordnen der verschiedenen Gegenstände sowie Geräteteile zum Aufgabenbereich des Assistenzpersonals. Im Rahmen dieses Themas kann nicht auf die verschiedenen möglichen Verfahren der chemischen Desinfektion, der Gas- und der Dampfsterilisation eingegangen werden, zumal allgemeingültige Maßstäbe mit Rücksicht auf die von Krankenhaus zu Krankenhaus variierenden Arbeitsbedingungen nicht aufgestellt werden können. Umso mehr ist der leitende Arzt verpflichtet, für diesen Tätigkeitsbereich detaillierte Anweisungen zu geben, die am besten als schriftliche Anordnung fixiert werden sollten. Die exakte Einhaltung dieser Richtlinien in der täglichen Routinearbeit ist laufend zu überwachen. Es ist zuzugeben, daß diese Aufgabe ärztlicherseits gelegentlich vernachlässigt wird, obgleich die Sicherheit des Patienten zu einem wesentlichen Teil auch von der hygienisch einwandfreien Beschaffenheit des für die Anaesthesie verwandten Instrumentariums abhängt (30, 52, 105, 148, 149, 150, 151, 157, 169, 171, 172, 244, 275, 301).

2.5.4. Tätigkeit im Aufwachraum

Die Betreuung und Überwachung des Patienten im Aufwachraum gehört zu den weitgehend selbständigen und eigenverantwortlichen Tätigkeiten von Anaesthesieschwestern. Von Ausnahmefällen abgesehen, bedarf es hierzu lediglich einer generellen ärztlichen Anweisung, die allerdings auch hier in schriftlicher Form vorliegen sollte. In dieser Anweisung ist festzulegen, in welchen Abständen Blutdruck und Pulsfrequenz zu kontrollieren sind, welcher Arzt zuständig, wo er zu finden und wann er zu rufen ist; ferner, daß die diensttuende Pflegekraft keinesfalls den Aufwachraum verlassen darf, ohne daß eine kompetente Vertretung ihre Aufgabe übernimmt und daß der Patient nur auf ausdrückliche ärztliche Anordnung im Einzelfall aus dem Aufwachraum auf die Krankenstation entlassen werden darf.

3. Spezieller Teil

3.1. Präoperative Vorbereitung und Visite

Die Tätigkeit des Anaesthesisten beginnt in der Regel mit der präoperativen Visite (64, 147). Bereits hier zeigt sich seine doppelte Funktion dem Patienten gegenüber. Rein medizinisch gesehen, hat er für Schmerzbetäubung, gute Operationsbedingungen und die Überwachung und Aufrechterhaltung der vitalen Funktionen zu sorgen. Ebenso wichtig ist aber auch seine Aufgabe, den Patienten psychologisch auf den Eingriff vorzubereiten und durch Einfühlungsvermögen und Überzeugungskraft die verständliche Angst vor dem bevorstehenden Ereignis zu mildern. Die Bedeutung dieser Aufgabe wird meist mit der Schädlichkeit einer streßbedingten Adrenalinausschüttung begründet. Ohne diese Tatsache unterschätzen zu wollen, soll hier aber doch auch der humane Auftrag eines jeden Arztes betont werden, der sich nicht in der Beachtung und Aufrechterhaltung biologischer Parameter erschöpft, sondern stets den Menschen als individuelle Persönlichkeit in den Vordergrund aller Betrachtungen stellen sollte. Gerade in der Ausnahmesituation vor einer mehr oder weniger eingreifenden Operation, deren Bedeutung von ihm rein subjektiv beurteilt wird, ist der Patient besonders empfänglich und dankbar für ein Eingehen auf seine Befürchtungen und eine erklärende Darstellung des Bevorstehenden durch den Anaesthesisten. Immer wieder erfährt man dabei, daß es oft weniger die Sorge um das Gelingen der Operation ist, die den Patienten belastet, als die Angst vor der Narkose; davor, man werde aus der künstlich herbeigeführten Bewußtlosigkeit nicht wieder aufwachen. Es gehört zu den wichtigsten Sorgfaltspflichten des Anaesthesisten, diese Befürchtungen soweit als möglich zu zerstreuen oder doch wenigstens zu mildern (91, 94, 136, 303).

Dabei dürfen selbstverständlich echte Risikofaktoren nicht verschwiegen werden, sofern sie Gegenstand der ärztlichen Aufklärungspflicht sind. Auf die Möglichkeit, sich einer Aufklärungsbroschüre zur Ergänzung (nicht zum Ersatz!) des Patientengespräches zu bedienen, wurde bereits hingewiesen. Sie ist umso wertvoller, als im klinischen Routinebetrieb dem Anaesthesisten leider häufig die Zeit fehlt, mit dem Patienten so ausführlich zu sprechen, wie dieser es sich wünscht (122).

Die psychologische Beruhigung des Patienten ist durch eine pharmakologische Ruhigstellung durch geeignete Prämedikation zu ergänzen. Es kann nicht Aufgabe dieses Beitrages sein, hierfür feste Regeln aufzustellen. Wichtig ist, Wahl und Dosierung der Medikamente nicht nur dem körperlichen Zustand des Patienten anzupassen, sondern hierbei auch den Erregungszustand zu berücksichtigen sowie die Frage, ob der Patient an Schlaf- oder Schmerzmittel gewöhnt ist oder gar ein Medikamentenabusus vorliegt. Im allgemeinen wird der Prämedikation ein Parasympathikolyticum zugesetzt. So groß im Regelfalle auch die Vorteile einer vagusdämpfenden Prämedikation durch Atropin oder Scopolamin einzuschätzen sind, so ist ein Verzicht keinesfalls als fehlerhaft anzusehen, zumal es eine Reihe anerkannter Kontraindikationen gibt, z. B. Hyperthyreose, absolute Tachyarrhythmie oder Hyperpyrexie bei Kindern. Es muß dem Ermessen des Anaesthesisten überlassen bleiben, ob und welche Parasympathikolytica er anordnet. Ein Verzicht ist allerdings vom Anaesthesisten - insbesondere bei der Narkoseeinleitung - angemessen zu berücksichtigen.

Schon die Anordnung einer Prämedikation ist nicht möglich, ohne sich vorher einen umfassenden Überblick über den körperlichen Zustand des Patienten verschafft zu haben. Der erste Schritt hierzu ist das Studium der Anamnese. Dabei kann der Anaesthesist zunächst einmal auf die bereits vom erstbehandelnden Arzt erhobenen Daten zur Vorgeschichte zurückgreifen, insbesondere soweit sie sich auf Grundleiden und Begleiterkankungen beziehen; Daten, die zugleich auch für den Operateur von ausschlaggebender Bedeutung sind.

Hier schon greift der eingangs erwähnte Vertrauensgrundsatz ein, d. h. der Anaesthesist kann zunächst einmal darauf vertrauen, daß die Anamnese vom erstbehandelnden Arzt in bezug auf den geplanten Eingriff sorgfältig und lückenlos erhoben worden ist. Er hat diese Anamnese aber aufgrund seiner Bedürfnisse durch fachspezifische Fragen zu ergänzen, etwa nach vorangegangenen Betäubungsverfahren und evtl. damit in Zusammenhang stehenden Komplikationen, nach Arzneimittelunverträglichkeiten, nach vorangegangenen oder bestehenden Nervenleiden oder Muskelerkrankungen, nach Kehlkopfleiden (bei einer geplanten Intubationsnarkose) oder Rückenmarks- und Wirbelsäulenerkrankungen (vor geplanten wirbelsäulennahen Regionalanaesthesien) u. ä. Auch wenn sich der Anaesthesist hierbei auf eine bereits erhobene und im Krankenblatt dokumentierte Anamnese stützen kann, erfordert eine solche Erhebung in Abhängigkeit von der Auffassungsgabe und der Kooperationsbereitschaft des Patienten einige Zeit, wobei trotz aller Sorgfalt die Gefahr der Unvollständigkeit gegeben ist. Es sollte daher der Vorschlag mehr Beachtung finden, das Verfahren durch einen vorbereiteten Fragebogen zu vereinfachen und zugleich zuverlässiger zu gestalten (2, 247, 269). Einen solchen fachspezifischen Fragenkatalog kann der Patient bereits bei Klinikaufnahme oder spätestens bei Stellung der Operationsindikation ausgehändigt erhalten. Er gewinnt damit Zeit, die Fragen in Ruhe durchzusehen und sie bei mangelndem Erinnerungsvermögen mit seinen Angehörigen zu erörtern. Aber auch der Anaesthesist spart Zeit dadurch ein, daß er sich nach Durchsicht des ausgefüllten Erhebungsbogens auf einige spezielle Fragestellungen beschränken und diese vertiefen kann. Es liegt auf der Hand, daß ein solches Verfahren präziser ist als eine beim unvorbereiteten Patienten nur mündlich - u. U. sogar unter Zeitdruck - erhobene Anamnese (37).

Es ist selbstverständlich, daß der Überblick über die Vorgeschichte des Patienten durch eine fachspezifische Beurteilung des körperlichen Zustandes ergänzt werden muß. Hierzu gehört eine körperliche Untersuchung ebenso wie die Veranlassung und Auswertung notwendiger Labor-, EKG- und Röntgenuntersuchungen. Aber auch hier kann und soll sich der Anaesthesist auf bereits vorliegende Untersuchungsbefunde stützen. Gerade in jüngster Zeit wird lebhaft diskutiert, aus Kosten- und Personalersparnis unnötige Doppeluntersuchungen zu vermeiden (9).

Wegen der angespannten Personallage hat besonders der Anaesthesist alle Veranlassung, dieser Anregung zu folgen. Selbstverständlich setzt dies voraus, daß an der Zuverlässigkeit der Vorbefunde keine Zweifel bestehen. Solche Zweifel sind im allgemeinen unberechtigt, wenn die Vorbefunde vom Operateur bzw. vom klinikeigenen Labor oder von der krankenhauseigenen Röntgenabteilung stammen. Obendrein hat der Anaesthesist hierbei stets Gelegenheit, durch unmittelbare Rückfragen zweifelhafte Befundauswertungen abzuklären.

In der Regel wird die Zuverlässigkeit der Befunde auch außer Zweifel stehen, wenn der Patient Untersuchungsergebnisse vom einweisenden Arzt mitbringt, vor allem dann, wenn dieser niedergelassene Arzt in der Klinik kein Unbekannter ist. Dabei ist von Bedeutung, daß sich die niedergelassene Ärzteschaft seit einiger Zeit freiwillig einer regelmäßigen Qualitätskontrolle unterzieht. Selbstverständlich muß es dem Anaesthesisten gestattet sein, bei aufkommendem Zweifel Untersuchungen zu wiederholen oder wiederholen zu lassen. Hierbei spielt auch das Alter des vorliegenden Befundes eine entscheidende Rolle. Laborbefunde verlieren oft schon nach einigen Stunden ihre aktuelle Bedeutung, EKG- und Röntgenbefunde können dagegen tage- oder wochenlange Gültigkeit behalten, sofern keine akuten Ereignisse das Gegenteil annehmen lassen. Insoweit ist der z. Zt. so lebhaft erörterten prästationären Diagnostik eine medizinisch bedingte Grenze gesetzt.

In diesem Zusammenhang ist eine von den Berliner Ärzten vereinbarte Regelung von Interesse, die ein bestimmtes prästationäres Untersuchungsprogramm in Abhängigkeit vom Alter des Patienten und dem geplanten Eingriff vorsieht (162).

Wenn auch der Anaesthesist weitgehend auf vorliegende Untersuchungsergebnisse und Befunde zurückgreifen darf, eine zusammenfassende Beurteilung dieser Befunde im Hinblick auf das zu wählende bzw. erforderliche Anaesthesieverfahren ist ausschließlich seine Aufgabe und kann ihm von niemandem abgenommen werden. Auch der Operateur ist nicht immer in der Lage, aus den vorliegenden Untersuchungsergebnissen die notwendigen Schlüsse für die Wahl und Durchführung des Betäubungsverfahrens zu ziehen, abgesehen davon, daß er den Zustand des Patienten in erster Linie im Hinblick auf den geplanten Eingriff beurteilt und erst in zweiter Linie im Hinblick auf die erforderliche Anaesthesie (12, 144). Das Gewicht der Risikofaktoren kann aber gerade umgekehrt verteilt sein. So ist die Appendektomie oder Herniotomie bei einem 80-jährigen Patienten technisch nicht schwieriger und eingreifender als bei einem 20-jährigen; das Anaesthesieverfahren weist jedoch einen deutlichen Risikounterschied auf.

Ebensowenig kann ein anderer Fachvertreter, etwa ein Internist, den Anaesthesisten bei der Beurteilung der Befunde und der Abwägung der anaesthesiespezifischen Risikofaktoren ersetzen. Nicht selten wird der Internist aufgefordert, eine verbindliche Aussage über die Operabilität oder - noch abwegiger - über die "Narkosefähigkeit" des Patienten zu machen. Es liegt auf der Hand, daß dies unmöglich ist, da der Internist im allgemeinen nicht zu beurteilen vermag, welche pathophysiologischen und pharmakologischen Einwirkungen auf den Patienten zukommen, ja, noch nicht einmal überblickt, welche Anaesthesieverfahren zur Auswahl stehen. Wenn auch der Anaesthesist grundsätzlich für die diagnostische Abklärung der Narkosefähigkeit zuständig ist, kann andererseits das Urteil des Internisten bei der Auswertung einzelner Befunde oder der Gesamteinschätzung der Belastungsfähigkeit für ihn von großer Bedeutung sein. So wird der Anaesthesist gegebenenfalls auf die EKG-Diagnose des Internisten zurückgreifen und eine Röntgendiagnose dem zuständigen Facharzt überlassen. Die Synthese all dieser erforderlichen Befunde und Diagnosen hat aber er vorzunehmen und sie zu dem geplanten Anaesthesieverfahren in Beziehung zu setzen. Hierbei soll er allerdings in schwierigen Fällen auch den Rat anderer Fachärzte, insbesondere des Internisten, einholen und berücksichtigen (27, 120).

In gleicher Weise ist es Sache des Anaesthesisten zu entscheiden, ob und welche zusätzlichen präoperativen Untersuchungen zu den bereits vorliegenden Befunden im Hinblick auf das Betäubungsverfahren erforderlich erscheinen. Der Umfang dieser Untersuchungen hat Alter und Zustand des Patienten sowie Art und Ausdehnung des geplanten Eingriffes und des damit im Zusammenhang stehenden Betäubungsverfahrens zu berücksichtigen. Bestimmte Regeln - etwa ein festes Untersuchungsprogramm - lassen sich hierbei nicht aufstellen (84). Auf der einen Seite soll durch eine möglichst vollständige Erfassung aller Risikofaktoren eine möglichst große Sicherheitsbreite für den Patienten gewonnen werden, andererseits soll aber auch die präoperative Diagnostik das Zweckmäßige und Ausreichende nicht unnötig übersteigen. Jede überflüssige Untersuchung kostet Geld und Zeit, Zeit auch für den Patienten, dessen Operationstermin möglicherweise hierdurch weiter hinausgezögert wird.

Vor allem bedeuten eingreifende Untersuchungen in ihrer Summierung u. U. auch eine nicht unerhebliche physische und psychische Belastung für den Patienten; sie können ihrerseits ein ins Gewicht fallender Risikofaktor sein. Bei jeder zusätzlich angeordneten Untersuchung sollte sich der veranlassende Arzt - somit auch der Anaesthesist - fragen, ob der Aufwand in einem vernünftigen Verhältnis zum Nutzen steht. Die Rechtsprechung fordert nicht Beachtung jeder erdenklichen Sorgfalt, sondern - wie bereits erwähnt - die Sorgfalt des gewissenhaften Durchschnittsarztes in der gleichen Situation. Daß dabei auch wirtschaftliche Gesichtspunkte Berücksichtigung finden dürfen, ist nach der Rechtsprechung ebenfalls legitim (241). Gerade im Krankenhaus wird gelegentlich ein Aufwand diagnostischer Leistungen betrieben, der weniger der Sicherheit des Patienten als dem Rückversicherungsbedürfnis des Arztes im Sinne einer "defensiven Medizin" gilt.

Eine noch so eingehende Diagnostik ist nur dann sinnvoll, wenn aus ihr die entsprechenden therapeutischen Konsequenzen gezogen werden. Dies gilt in erster Linie für die Wahl des geeigneten Anaesthesieverfahrens; es gilt aber auch für präoperative Maßnahmen, die einer besseren Vorbereitung des Patienten dienen. Nicht selten lassen sich durch zwei Tage zusätzlicher intensiver Patientenvorbereitung zwei Wochen komplikationsreicher postoperativer Behandlung vermeiden (182, 305). Dies gilt sowohl für die Normalisierung des Flüssigkeits- und Elektrolythaushaltes und des Säure-Basen-Gleichgewichtes als auch für die Verbesserung einer beeinträchtigten respiratorischen Funktion durch Atemgymnastik und Beatmungsinhalation. Auch die Behandlung einer Herzinsuffizienz oder einer Stoffwechselstörung ist präoperativ von größter Bedeutung. Es gehört zu den Sorgfaltspflichten des Anaesthesisten, durch seine präoperative Befunderhebung solche behandlungsbedürftigen Zustände zu erkennen und die notwendigen therapeutischen Maßnahmen zu veranlassen, gegebenenfalls in enger Zusammenarbeit mit den dafür zuständigen Fachvertretern (69, 120, 158, 163, 235, 304). Ob er sich dabei immer gegenüber einem zu dem Eingriff drängenden Operateur durchzusetzen vermag, ist eine andere Frage. Es wurde schon eingehend erörtert, daß bei einem derartigen Dissens die Wahl des Operationszeitpunktes vom Anaesthesisten nicht mehr zu vertreten ist, wenn er seine gegenteiligen Ansichten mit genügendem Nachdruck vorgebracht hat.

Wie bereits im Kapitel "Das Anaesthesierisiko" erwähnt, ist es empfehlenswert, sämtliche bei der präoperativen Visite gewonnenen Gesichtspunkte und Daten in eine Checkliste einzutragen, die es aufgrund eines bestimmten Schemas gestattet, den Patienten daraufhin in eine definierte Risikogruppe einzuordnen. Dies hat den Vorteil, die zunächst ziemlich subjektiven Eindrücke und Beurteilungsmaßstäbe zu objektivieren. Das ist insbesondere dann von Bedeutung, wenn nicht der gleiche Anaesthesist die präoperative Visite und die Anaesthesie durchführen kann, was an großen Abteilungen leider oft unvermeidlich ist. Dem Leiter der Abteilung kann die Checkliste die Einteilung erleichtern, indem er die Patienten höherer Risikogruppen besonders erfahrenen Mitarbeitern zuweist und umgekehrt die Überwachung risikofreier Patienten durch Anaesthesieschwestern ins Auge fassen kann, wenn die Personallage dies erfordert.

Die präoperative Visite findet ihren Abschluß mit der Aufklärung des Patienten über das in Betracht gezogene Anaesthesieverfahren und gegebenenfalls über bestehende Risikofaktoren sowie schließlich mit der Einwilligungserklärung des Patienten, sofern dieser seine Einwilligung in das geplante Betäubungsverfahren nicht bereits dem Operateur gegenüber abgegeben hat.

3.2. Narkoseeinleitung

Die äußeren Bedingungen für die Narkoseeinleitung müssen einerseits die psychologische Situation des Patienten angesichts des bevorstehenden Eingriffs berücksichtigen; andererseits sind sie ganz auf die Sicherheit des Patienten abzustellen, wobei zu beachten ist, daß die Einleitung und die Ausleitung die risikoreichsten Phasen eines Anaesthesieverfahrens darstellen.

Längst hat die Notwendigkeit allgemeine Anerkennung gefunden, den Operationssälen Narkosevorbereitungsräume vorzuschalten, in denen die Vorbereitung des Patienten und die Einleitung der Narkose unter akustischer und optischer Abschirmung von der Arbeitsatmosphäre des Operationssaales in größtmöglicher Ruhe erfolgen kann (202). Unter Berücksichtigung der erforderlichen Sicherheitskautelen sind an die Ausstattung dieser Räume bestimmte Mindestanforderungen zu stellen: Narkosegeräte bzw. Beatmungsmöglichkeit, Absaugeinrichtung, Instrumentarium zum Anlegen von Infusionen, Venaesectio-Besteck, Laryngoskope, Tuben, Masken, sämtliche für die Anaesthesie benötigten Medikamente in übersichtlicher Anordnung einschließlich solcher Pharmaka, die der Notfallbehandlung dienen. Darüber hinaus muß überall dort, wo regelmäßig Anaesthesien durchgeführt werden, ein Herzdefibrillator greifbar sein, um ohne Zeitverzug einen evtl. Kreislaufstillstand behandeln zu können.

Wünschenswert ist ein EKG-Monitor, um zumindest bei Risikofällen eine lückenlose apparative Überwachung des Patienten zu gewährleisten. Die Schaffung und Aufrechterhaltung dieser äußeren Voraussetzungen gehört zu den selbstverständlichen Sorgfaltspflichten des leitenden Anaesthesisten.

In der Regel ist es Sache des entsprechend unterwiesenen Assistenzpersonals, den auf der Station vorbereiteten und prämedizierten Patienten vom Pflegepersonal der Station zu übernehmen und im Vorbereitungsraum auf dem Operationstisch zu lagern. Hierbei ist die Identität des Patienten und die Diagnose im Hinblick auf den geplanten Eingriff zu kontrollieren, sind die übergebenen Krankenpapiere auf Vollständigkeit zu überprüfen, ist festzustellen, ob die gebotene Nahrungskarenz eingehalten wurde, ob der Patient Zahnprothesen abgelegt hat usw. Dem Assistenzpersonal obliegt es ferner, ein Anaesthesieprotokoll vorzubereiten, Puls und Blutdruck zu messen, falls erforderlich, EKG-Elektroden anzubringen und auf ärztliche Anordnung eine intravenöse Infusion anzulegen.

Zuvor sind von der Anaesthesieschwester bzw. vom Anaesthesiepfleger die allgemeinen Vorbereitungsarbeiten zu erledigen: Aufziehen der benötigten Spritzen, Vorbereiten einer Infusion, Funktionsprüfung des bereitgestellten Narkosegerätes u. a.

Inwieweit sich der Anaesthesist auf die sorgfältige und zuverlässige Ausführung dieser delegierten Vorbereitungsarbeiten verlassen darf und kann, wurde bereits ausführlich erörtert. Unabhängig davon hat sich der Anaesthesist persönlich noch einmal über die Richtigkeit der Identität und Diagnose des Patienten zu vergewissern. An Hand der Krankenpapiere, die - von akut eingewiesenen Notfällen abgesehen - stets vorzuliegen haben, wird er sich von der Vollzähligkeit und dem Ergebnis der erforderlichen Befunde noch einmal überzeugen, wobei auch auf das Vorhandensein einer Einverständniserklärung des Patienten zu achten ist. Bereits zu diesem Zeitpunkt ist es von äußerster Wichtigkeit, bei der Möglichkeit zweiseitiger Eingriffe die zutreffende Seite zweifelsfrei festzustellen. Wenn auch letztlich der Operateur für die Wahl der richtigen Eingangsstelle im Rahmen des geplanten Eingriffes verantwortlich ist, so gehört es doch auch zu den Sorgfaltspflichten des Anaesthesisten, bei der Vorbereitung und Lagerung des Patienten Irrtümer nach Möglichkeit auszuschließen.

Bei all dem Gesagten muß bedacht werden, daß der Patient selber infolge der vorangegangenen Prämedikation nicht immer mehr voll in der Lage ist, zuverlässige Angaben zur Person, zur Diagnose und zum vorgesehenen Eingriff zu machen. Trotzdem sollte sich der Anaesthesist durch Befragen des Patienten noch einmal davon überzeugen, daß dieser nüchtern ist und Zahnprothesen u. ä. entfernt wurden.

Wie schon ausgeführt, ist der Anaesthesist nicht verpflichtet, in jedem Einzelfall die Vorbereitungsarbeiten des Assistenzpersonals auf Richtigkeit zu überprüfen, sofern er über eingearbeitete und zuverlässige Kräfte verfügt. Das gilt insbesondere auch für die Richtigkeit der in Spritzen aufgezogenen Medikamente, wenn diese unverwechselbar gekennzeichnet sind; dies gilt ebenso für die Funktionsbereitschaft des bereitgestellten Narkosegerätes und des übrigen Instrumentariums (34, 117, 299). Sind allerdings Mängel erkennbar, so hat er diesen nachzugehen und für die Abstellung zu sorgen. Dem gelten auch gelegentliche Stichproben im Hinblick auf die Vollständigkeit der Ausstattung wie der Zuverlässigkeit der übertragenen Vorbereitungsarbeiten.

Mit dem Begriff "Narkosegerät" sind zugleich auch alle anderen technischen Einrichtungen angesprochen, deren sich der Anaesthesist bedienen muß, seien es bewegliche Geräte wie Monitore, Defibrillatoren usw. seien es ortsfeste Anlagen wie zentrale Gasversorgung, Vakuumanlage, Narkosegasabsaugung oder Klimaanlage (104). Vom Anaesthesisten ist zwar ein gewisses Basiswissen über die Grundprinzipien dieser von ihm benutzten technischen Einrichtungen zu fordern, Kenntnisse über die hauptsächlichen Fehler- und Gefahrenquellen sowie ein Überblick über die einschlägigen Sicherheitsvorschriften; der Anaesthesist ist jedoch kein Ingenieur und somit wird man auch nicht die Detailkenntnisse eines Technikers von ihm erwarten können, ebensowenig, wie man heute von einem Kraftfahrer die Kenntnisse eines Kraftfahrzeugmechanikers voraussetzt. Vielmehr ist es Aufgabe des Krankenhausträgers, durch geeignete Maßnahmen Zuverlässigkeit und Sicherheit der von ihm betriebenen technischen Anlagen zu gewährleisten. Dies kann dadurch geschehen, daß durch Wartungsverträge mit den entsprechenden Lieferfirmen eine ständige Überwachung und Zuverlässigkeitskontrolle garantiert wird, oder besser noch durch die Einstellung eines krankenhauseigenen Betriebsingenieurs, der sich laufend um den Funktionszustand dieser z. T. recht komplizierten und weit verzweigten Anlagen kümmert und für die Beachtung der verschiedenen Sicherheitsvorschriften Sorge trägt. Für große Anaesthesieabteilungen empfiehlt sich sogar die Beschäftigung eines eigenen Technikers für den umfangreichen Gerätepark (11).

Auf jeden Fall ist es Sache des Krankenhausträgers, die notwendigen organisatorischen Maßnahmen zu treffen und geeigneten Personen mit den erforderlichen technischen Kenntnissen und Erfahrungen die Verantwortung für den wichtigen Betriebsbereich zu übertragen. Der Anaesthesist hat darauf zu dringen, daß der Krankenhausträger diesen Verpflichtungen nachkommt.

Der Anaesthesist kann und muß somit bei Aufnahme seiner täglichen Arbeit in der Operationsabteilung davon ausgehen, daß die von ihm benutzten ortsfesten technischen Einrichtungen ordnungsgemäß installiert und gewartet sind. Offenkundige Mängel muß er jedoch selber abstellen. Dabei ist zu berücksichtigen, daß sich zumindest ein großer Teil dieser ortsfesten technischen Einrichtungen schon wegen ihrer vom Operationstrakt zum Teil weit abgelegenen Lokalisation jeder unmittelbaren Kontrolle des Anaesthesisten entzieht. Demnach gilt der bei der Zusammenarbeit zwischen Anaesthesist und Operateur erwähnte Vertrauensgrundsatz auch im Verhältnis von Anaesthesist zum verantwortlichen Techniker (34).

Sind sämtliche geschilderten Voraussetzungen erfüllt und die beschriebenen Vorbereitungsarbeiten abgeschlossen, kann der Anaesthesist mit der eigentlichen Narkoseeinleitung beginnen. Mit allem Nachdruck ist darauf hinzuweisen, daß dies nicht ohne die Anwesenheit einer geeigneten Assistenzperson, am besten einer speziell unterwiesenen Anaesthesieschwester, geschehen sollte. Gerade bei der Narkoseeinleitung können auch bei zuvor unverdächtigen Fällen unerwartet Schwierigkeiten auftreten, die den Patienten von einer Minute zur anderen in unmittelbare Lebensgefahr bringen, wie z. B. Kreislaufkollaps, anaphylaktischer Schock, Erbrechen, Laryngospasmus, aber auch unvorhergesehene Schwierigkeiten bei der endotrachealen Intubation, schließlich technische Pannen verschiedenster Ursache. Um die akute Gefährdung des Patienten zu beheben, sind innerhalb kürzester Frist Gegenmaßnahmen erforderlich. Wollte der Anaesthesist in einem solchen Falle erst eine Hilfsperson aus einem anderen Raum herbeiholen, wäre dies u. U. mit einem verhängnisvollen Zeitverlust verbunden, zumal diese Hilfskraft sich zunächst einmal einen Überblick über die prekäre Situation verschaffen müßte.

Selbstverständlich hängen Art und Weise der Narkoseeinleitung - abgesehen von den geschilderten äußeren Umständen - ganz wesentlich vom Zustand des Patienten und von den Erfordernissen des gewählten Anaesthesieverfahrens ab. Dem hat sich die Narkoseeinleitung in angemessener Weise anzupassen. Was im Einzelfall "angemessen" ist, kann hier nicht in allen Details und für alle Eventualitäten näher ausgeführt werden. Insoweit muß auf die einschlägigen Lehrbücher und auf die anaesthesiologische Spezialliteratur verwiesen werden.

"Angemessen" beinhaltet aber auch in Anbetracht des zu erwartenden Schwierigkeitsgrades ausreichende personelle und apparative Ausstattung sowie vor allem genügende Kenntnisse und Erfahrungen des Anaesthesisten, bezogen auf den Einzelfall. Es gibt in der Anaesthesiologie kaum ein Verfahren, das in einer bestimmten Situation als absolut kontraindiziert und ein anderes, das als die Methode der Wahl bezeichnet werden könnte. In Analogie hierzu gibt es nur wenige Medikamente und Narkosemittel, deren Anwendung unter bestimmten Umständen als absolut fehlerhaft bzw. umgekehrt als alleine in Frage kommend deklariert werden könnte.

Neben den äußeren Umständen, d. h. insbesondere den personellen und apparativen Voraussetzungen, über die der Anaesthesist verfügt, sind es ganz wesentlich seine persönliche Qualifikation, seine Kenntnisse und Erfahrungen mit bestimmten Verfahren, die ihn in der Auswahl seiner Mittel beeinflussen. Sicher wäre ein Anaesthesist schlecht beraten, wollte er bei einem Risikopatienten eine Methode anwenden, die er nicht sicher beherrscht, wenn auch ein anderer Fachkollege gerade diese Methode vielleicht als besonders geeignet bezeichnen würde. Der einzelne Anaesthesist darf daher in seinem Ermessensspielraum nicht durch allzu enge, abstrakte Regeln eingeengt werden, seien diese Regeln theoretisch auch noch so gut zu begründen. Das Ergebnis wäre nicht eine Verbesserung, sondern eher eine Verminderung der Sicherheit des Patienten. Selbstverständlich findet dieser Ermessensspielraum dort seine Grenzen, wo eine Entscheidung den gesicherten Erkenntnissen der medizinischen Wissenschaft strikt zuwider läuft.

Damit soll zum Ausdruck gebracht werden, daß dem Anaesthesisten eine Verletzung seiner Sorgfaltspflicht nicht alleine deshalb vorgeworfen werden kann, weil er sich für ein bestimmtes Verfahren entschieden hat (Prinzip der Methodenfreiheit).

Daß es aber auch Grenzen der Methodenfreiheit gibt, zeigt sich am Beispiel des nicht nüchternen Patienten. Die hierbei bestehende Aspirationsgefahr kann den Arzt unter Umständen dazu zwingen, auf eine Narkose zugunsten einer Lokalanaesthesie zu verzichten. In solchen Fällen wird im allgemeinen eine 6-stündige Nahrungskarenz für erforderlich gehalten. Jedoch sollte diese Grenze nur als eine Faustregel gelten, die sowohl nach oben als auch nach unten korrigiert werden muß oder kann in Abhängigkeit von den vorliegenden Umständen, wie Umfang und Art der letzten Nahrungsaufnahme, psychische Erregung oder Schock, die zu einer Magen-Darmparalyse führen können, Dringlichkeit des Eingriffes und nicht zuletzt auch wieder Erfahrungsstand des Anaesthesisten (15, 100, 101, 131, 192, 204, 304, 307). Dieser hat in jedem Fall das Für und Wider einer Narkoseeinleitung beim nicht oder nicht zuverlässig nüchternen Patienten gegeneinander abzuwägen, unter Umständen im engen Benehmen mit dem Operateur. Es empfiehlt sich, hierüber eine Notiz im Narkoseprotokoll zu machen. Wird nach einer derartigen Abwägung die Narkoseeinleitung für erforderlich gehalten, so sind alle gebotenen Vorsichtsmaßnahmen zu beachten, wie gute Prämedikation, schonende Anflutung, rasche Intubation (als conditio sine qua non), Absaugmöglichkeit usw.

Das vorherige Legen einer Magensonde wird dagegen in seiner protektiven Wirkung überschätzt, da in Abhängigkeit vom Inhalt und Füllungszustand eine vollständige Entleerung des Magens hierdurch nicht zuverlässig erreicht, der Anaesthesist jedoch womöglich in trügerische Sicherheit gewiegt wird. Erfolgt trotz aller Vorsichtsmaßnahmen eine Aspiration, so ist dem Anaesthesisten hieraus kein Vorwurf zu machen (308). Allerdings ist dieser verpflichtet, unverzüglich alle notwendigen Gegenmaßnahmen zu treffen: Absaugen, Bronchialtoilette, unter Umständen Bronchialspülung, um eine Aspirationspneumonie zu vermeiden. Hierzu gehört auch eine geeignete postoperative Behandlung mit Antibiotica und Aerosolen.

Dieser Grundsatz ist im übrigen auch für die Bewertung anderer Komplikationen maßgebend. Die Tatsache eines Zwischenfalles alleine ist noch kein Hinweis auf das Vorliegen eines Sorgfaltsmangels, offenkundiges Fehlverhalten ausgenommen. Es gehört aber zu den spezifischen Sorgfaltspflichten des Anaesthesisten, den Folgen einer einmal eingetretenen Komplikation nicht ratlos oder tatenlos gegenüberzustehen, sondern alle zur Verfügung stehenden Behandlungsmaßnahmen zur Beseitigung oder Besserung drohender Komplikationsfolgen auszuschöpfen.

3.3. Die Intubation

Die Intubation ist als pars pro toto ein gutes Beispiel für die modernen Anaesthesieverfahren, die eine größtmögliche Sicherheit des Patienten gewährleisten, gelegentlich aber auch zu immanenten Komplikationen und Schädigungen führen können (14, 38, 87, 118, 129, 143, 160, 173, 187). Trotz einer gewissen Komplikationsrate überwiegen die Vorteile der Intubation so überzeugend, daß von ihr in weitem Umfang Gebrauch gemacht werden sollte. Dies gilt insbesondere bei allen Narkosen mit Verwendung von Muskelrelaxantien oder atemdepressiven Pharmaka, bei Patienten, die nicht zuverlässig nüchtern sind, die nicht zuverlässig über die Maske beatmet werden können, die respiratorische Funktionsstörungen oder eine vermehrte Bronchialsekretion aufweisen, sowie bei allen Eingriffen, die voraussichtlich länger als eine Stunde dauern und schließlich bei Eingriffen in Seiten- oder Bauchlagerung und Operationen im Kopf-Hals-Bereich, bei denen die Freihaltung der Atemwege ohne Gefährdung der Sterilität bzw. Behinderung des Operateurs nicht möglich wäre. Unter Verwendung des kurzwirkenden Muskelrelaxans Succinylcholin ist die endotracheale Intubation für den Geübten nicht schwierig und in der Regel ohne nennenswerte Läsionen möglich. Trotzdem gibt es gelegentlich Fälle, die auch für den Erfahrenen problematisch werden können (36). In einem Teil dieser Fälle sind die Schwierigkeiten voraussehbar. Es handelt sich hierbei oft um Patienten mit einem gedrungenen Körperbau und kurzem "stiernackigen" Hals. Bei anderen liegt die Ursache in einer Verlagerung und/oder Einengung der Glottis und Trachea durch einen raumfordernden Prozeß. Auch Patienten mit Kieferanomalien, insbesondere einer ausgeprägten Prognathie, können Intubationsschwierigkeiten bieten. Darüber hinaus gibt es aber auch Patienten, die dem Anaesthesisten bei der vorherigen Inspektion keinerlei Hinweise auf erschwerende anatomische Bedingungen bieten. Auch eine präoperative indirekte Laryngoskopie vermag über den zu erwartenden Schwierigkeitsgrad nicht immer zuverlässig Auskunft zu geben.

Als Folge einer technisch schwierigen Intubation sind in erster Linie Zahnschäden zu nennen, Beschädigung einzelner Zähne, Zahnkronen oder Zahnbrücken, aber auch der Verlust von Zähnen; letzteres vor allem dann, wenn die oberen Schneidezähne bereits parodontotisch gelockert sind (19, 61). Es empfiehlt sich daher, bei entsprechend schadhaftem Gebiß nicht nur den Patienten vorher auf die Möglichkeit der Lockerung oder des Verlustes von exponierten Zähnen ausdrücklich hinzuweisen, sondern über den Zustand des Gebisses einen Vermerk im Krankenblatt zu machen (83, 272). Ist infolge der Intubation ein Zahnschaden eingetreten, sollte durch den Zahnarzt ein Zahnstatus angefertigt und schriftlich niedergelegt werden, damit vorliegende parodontotische Veränderungen auch bei einer späteren Beurteilung des Schadenfalles Berücksichtigung finden.

So unangenehm Zahnschäden auch für Patient und Anaesthesist sein mögen, sehr viel gravierender können die Folgen einer Verletzung von Pharynx oder Larynx infolge einer schwierigen Intubation werden. Neben Stimmbandverletzungen sind hier insbesondere Läsionen des Hypopharynx zu erwähnen, die leicht zu einer absteigenden Infektion mit der Gefahr einer lebensbedrohlichen, in vereinzelten Fällen tödlichen Mediastinitis führen können (68, 193, 267, 311). Selbst bei einer derartig schwerwiegenden Komplikation kann dem Anaesthesisten nur dann ein Vorwurf gemacht werden, wenn ihm fehlerhafte Manipulationen, insbesondere die unsachgemäße Verwendung eines nicht genau angepaßten Tubusmandrins, nachgewiesen werden können oder wenn er die Intubation trotz erkennbar anatomischer Schwierigkeiten forciert hat, obgleich sie nicht zwingend indiziert gewesen und daher besser vorzeitig abgebrochen worden wäre.

Bei vorhersehbaren Intubationsschwierigkeiten sollte die Indikation zur Intubation enger als sonst üblich gestellt und erwogen werden, entweder auf eine Maskennarkose oder ein regionales Anaesthesieverfahren auszuweichen. Dort, wo das nicht möglich ist, z. B. bei Strumaresektion, muß das höhere Risiko in Kauf genommen, müssen zugleich aber Vorbereitungen getroffen werden, um den Schwierigkeiten zu begegnen (Bereitlegen von Tuben mehrerer Größen, evtl. mit Mandrin und Bereithalten eines extra langen Laryngoskopspatels). Zugleich sollte auch die Möglichkeit einer nasalen Intubation ins Auge gefaßt werden.

Daß alle diese Sorgfaltspflichten in den Hintergrund treten, wenn es sich um eine plötzlich notwendig werdende Intubation im Rahmen einer Notfallmaßnahme, z. B. beim Atem- oder Herzstillstand, handelt, versteht sich von selbst. Ungünstige äußere Umstände oder die drängende Eile der akuten Situation können zu unvermeidbaren Intubationsschäden führen, die in der Regel keinerlei Vorwurf gegen den intubierenden Arzt begründen.

Unabhängig von den Umständen und der Indikation zur Intubation hat sich der Anaesthesist in jedem Falle persönlich durch Auskultation beider Lungenflügel von der richtigen Position des Tubus zu überzeugen. Er hat ferner dafür Sorge zu tragen, daß der Tubus zuverlässig fixiert wird und nicht durch den Biß des Patienten komprimiert werden kann. Auch die richtige Blähung der Abdichtungsmanschette gehört zu dem persönlichen Verantwortungsbereich des Anaesthesisten (129).

3.4. Die Lagerung

Die operationsgerechte Lagerung des Patienten erfolgt in der Regel nach beendeter Narkoseeinleitung noch im Vorbereitungsraum. Sie richtet sich in erster Linie nach den Erfordernissen des geplanten Eingriffes, hat aber auch die Bedürfnisse des Anaesthesisten zu berücksichtigen, der zumindest stets auf einen freien Venenzugang und die Voraussetzung für eine kontinuierliche Kontrolle von Puls und Blutdruck angewiesen ist (134). Die früher bei der Anwendung der offenen Maskennarkose ganz im Vordergrund stehende Sorge um freie Atemwege hat dagegen seit der breiten Anwendung der endotrachealen Intubation an Bedeutung verloren; das heißt, der Kopf des Patienten muß für den Anaesthesisten nicht mehr unbedingt zugänglich bleiben. Die wichtigste Forderung an eine sachgerechte Lagerung ist aber die, eine unnötige Belastung bzw. Gefährdung oder gar Schädigung des Patienten zu vermeiden. Hierbei überschneiden sich Verantwortung von Anaesthesist und Operateur.

Zunächst ist davon auszugehen, daß die Lagerung in Anwesenheit, d. h. zugleich unter der Aufsicht des Anaesthesisten erfolgt. Der Operateur ist zu diesem Zeitpunkt in der Regel noch nicht zugegen; meist befindet er sich in dieser Phase noch im Waschraum. Der Anaesthesist hat bei der Lagerung zu berücksichtigen, daß der in Narkose befindliche Patient nicht mehr über eine unphysiologische Körperhaltung oder über Schmerzen klagen kann, Körperempfindungen, die den wachen, aber auch den schlafenden Menschen vor einer lagerungsbedingten Schädigung schützen. Hinzu kommt, daß die narkosebedingte Muskelerschlaffung eine extreme, schädliche Körperhaltung begünstigt. Der mangelnde oder sogar fehlende Muskeltonus läßt den Druck kantiger Bügel oder sonstiger für die Lagerung benutzter Widerlager leichter in die Tiefe dringen, so daß sonst durch den Muskelmantel weitgehend vor Druck geschützte Gebilde, insbesondere Nerven, eher geschädigt werden können. Eine solche Nervenläsion kann auch durch eine Zerrung bzw. Dehnung infolge extremer Extremitätenhaltung erfolgen (51, 95, 135).

Eine relativ häufige Schädigung betrifft den Plexus brachialis, dessen Schutz sich der Anaesthesist mit besonderer Sorgfalt zu widmen hat. Die Schädigung kann dadurch erfolgen, daß bei Kopftieflagerung das Gewicht des Körpers auf einer Schulterstütze ruht, die zu halsnah angebracht wurde. Häufiger allerdings wird sie durch ein unsachgemäßes Auslegen des zur Infusion und Blutdruckkontrolle benutzten Armes verursacht. Wenn dieser unter der Horizontalen liegt und gleichzeitig zu weit kranialwärts abgebogen wird, kann der Plexus brachialis zwischen Clavicula und 1. Rippe gequetscht werden und damit eine Schädigung erleiden (139, 254).

Ist der Anaesthesist sich bei der Notwendigkeit einer ungewöhnlichen Lagerung nicht ganz über deren Folgen klar, so simuliert er am besten diese Körperhaltung an sich selber. Dabei wird er sogleich erkennen können, ob es sich um eine unnatürliche und damit gefährliche oder eine zwanglose, natürliche Körperhaltung handelt.

Eine schadlose Lagerung des Patienten auf dem Operationstisch ist so eng mit der ärztlichen Sorgfaltspflicht verknüpft, daß ein lagerungsbedingter Nervenschaden als Paradebeispiel für den sogenannten prima-facie-Beweis gilt. Das heißt, daß bei einer solchen Schädigung Sachverständiger und Gericht von einer fehlerhaften Lagerung und somit von einem ärztlichen Sorgfaltsmangel ausgehen. Damit kommt der Anaesthesist in die schwierige Situation, Umstände darlegen zu müssen, die entgegen der allgemeinen medizinischen Erfahrung eine Schädigung ohne sein Verschulden in ernsthafte Erwägung stellen. Dies könnte beispielsweise eine anatomische Unregelmäßigkeit sein, die diagnostisch nicht abzuklären war (64, 257, 273).

Ein solches Beispiel ist das abnorme Vorliegen einer sogenannten Halsrippe, die zu einer Plexusschädigung prädestiniert. Hieraus die Forderung abzuleiten, durch eine präoperative Röntgenaufnahme in jedem Falle das Vorliegen einer Halsrippe auszuschließen, hieße jedoch, die Sorgfaltspflicht des Anaesthesisten zu überfordern. Bei dem seltenen Vorkommen einer Halsrippe ständen Aufwand und Nutzen, vor allem aber auch die Belastung des Patienten durch eine derartige Untersuchung, nicht in einem angemessenen Verhältnis. Etwas anderes ist es, wenn ein Patient bereits anläßlich einer vorangegangenen Operation bzw. Narkose eine Plexusschädigung erlitten hat (241, 297).

Aus dem Gesagten geht hervor, daß für die Lagerung des Patienten, auch wenn diese überwiegend durch die Bedürfnisse der Operation bestimmt wird, der Anaesthesist unter den Aspekten seines Fachgebietes und der spezifischen anaesthesiologischen Risiken verantwortlich ist. Verlangt der Operateur eine über die für den geplanten Eingriff übliche und bewährte hinausgehende extreme Lagerung, so wird der Anaesthesist, wenn er die Gefahr dieser Lagerung erkennt, den Operateur hierauf aufmerksam machen müssen. Beharrt der Operateur darauf, so hat er das erhöhte Risiko zu vertreten (286). Er muß dieses Risiko der angeordneten Lagerung und den Nutzen für sein operatives Vorgehen sorgfältig gegeneinander abwägen; der Anaesthesist muß andererseits alle Vorkehrungen treffen, um auch dieses Risiko bestmöglichst zu beherrschen. Es kann von ihm nicht verlangt werden und wäre dem weiteren reibungslosen Ablauf des Operationsgeschehens nicht dienlich, sich aus diesem Anlaß auf ein Streitgespräch mit dem Operateur einzulassen.

Eine derartige, durch den Operateur veranlaßte Lagekorrektur ist insbesondere dann mit Gefahr verbunden, wenn sie nicht zu Beginn, sondern während der Operation erfolgt, die Folgen durch veränderte Körperhaltung oder Gewichtsverteilung bei dem mit Tüchern abgedeckten und teilweise unter dem Instrumententisch liegenden Patienten daher nicht sicher abgeschätzt werden können. Auf jeden Fall empfiehlt es sich für den Anaesthesisten, über nachträgliche Lagerungskorrekturen einen Vermerk ins Anaesthesieprotokoll zu machen.

Wünscht der Operateur von vornherein eine Lagerung, die dem Anaesthesisten bedenklich erscheint, so sollte dieser den Operateur veranlassen, die Aufsicht über die Patientenlagerung ausnahmsweise selber zu übernehmen, um in diesem Fall keinen Zweifel über die Verteilung der Verantwortung aufkommen zu lassen.

Es wurde schon erwähnt, daß für die Lagerung die Wahl der richtigen Seite bei zweiseitiger Operationsmöglichkeit von besonderer Bedeutung ist. Selbstverständlich gehört es auch zu den Sorgfaltspflichten des Anaesthesisten, schon bei der Lagerung des Patienten in dieser Hinsicht jede Irrtumsmöglichkeit auszuschließen. Das enthebt allerdings den Operateur nicht von seiner Verpflichtung, sich vor Beginn des Hautschnittes noch einmal von der richtigen Seite zu überzeugen. Für ein falsches Eingehen hat in erster Linie der Operateur einzustehen. Ist der Irrtum allerdings durch eine seitenverkehrte Lagerung des Patienten begünstigt worden, so kann ein Mitverschulden des Anaesthesisten in Betracht kommen.

Durch operationsgerechte Lagerung bedingte extreme Körperhaltungen können nicht nur Druckschädigungen hervorrufen, sondern auch unerwünschte Kreislaufreaktionen bis zu Kreislaufkomplikationen verursachen (98, 174, 243). Hier ist vor allem eine extreme Kopfhoch- oder Kopftieflage zu nennen, insbesondere dann, wenn eine entsprechende Lageveränderung während der Narkose zu abrupt erfolgt. Auch hierbei wird der Anaesthesist den Operateur auf die unerwünschten Folgen aufmerksam machen. Zugleich hat er aber alles Notwendige zu tun, um diesen Folgen entgegenzuwirken. Dies gehört insbesondere dann zu seinen selbstverständlichen Verpflichtungen, wenn nach Art des geplanten Eingriffes von vornherein mit einer solchen Position zu rechnen war. Als ein Beispiel sei der neurochirurgische Eingriff am sitzenden Patienten erwähnt.

Sollte eine extreme Körperstellung einmal zu einer lebensbedrohlichen Kreislaufreaktion führen, so ist klar, daß die Aufrechterhaltung der gestörten vitalen Funktionen den Vorrang vor den Erfordernissen der Operation hat. Notfalls ist die Operation zu unterbrechen oder vom Operateur in Kauf zu nehmen, in einer für ihn ungünstigeren Position weiteroperieren zu müssen. Bei dem Bestehen eines für die Zusammenarbeit zwischen Operateur und Anaesthesist unabdingbaren Vertrauensverhältnisses ist es kaum denkbar, daß es in einer solchen Situation zwischen beiden grundsätzliche Meinungsverschiedenheiten geben könnte.

3.5. Narkoseführung

Das Prinzip der modernen Narkose besteht in der Kombination mehrerer Agentien, die sich gegenseitig ergänzen, so daß jedes der beteiligten Medikamente in relativ niedriger Dosierung im Rahmen seiner therapeutischen Breite eingesetzt werden kann. Mußten bei der Mononarkose früherer Zeiten mit Äther oder Chloroform Bewußtlosigkeit, Analgesie und ausreichende Muskelerschlaffung durch eine entsprechend hohe, toxische Bereiche erreichende Zufuhr erzielt werden, so ist heute die Neuroleptanalgesie oder die Kombinationsnarkose mit Barbiturat-Lachgas/Halothan mit zusätzlicher Anwendung von Muskelrelaxantien ein in pharmakologischer Hinsicht so schonendes Verfahren, daß auch eine Narkosedauer von vielen Stunden nicht mehr als problematisch gilt, von extremen Indikationsstellungen einmal abgesehen. Vorausgesetzt, der Anaesthesist beherrscht die pharmakologischen und physiologischen Grundlagen seines Faches und vorausgesetzt, der Patient bietet aufgrund seines gesundheitlichen Zustandes keine speziellen Risikofaktoren, treten die Gefahren der Pharmaka gegenüber den vielfältigen Möglichkeiten technischer Fehler und Gefahren zurück.

Der Preis für die größere therapeutische Breite der modernen Kombinationsnarkose ist eine Verfeinerung und damit eine zunehmende Komplizierung der Narkosetechnik. Dies betrifft insbesondere die breite Anwendung von Muskelrelaxantien, die die Notwendigkeit der Intubation und künstlichen Beatmung beinhaltet. Mit der Ausschaltung der Vitalfunktion "Spontanatmung" ist der Patient sehr viel mehr als zu Zeiten der Äthertropfnarkose auf eine lückenlose und äußerst exakte Überwachung angewiesen, die an die Sorgfaltspflicht des Anaesthesisten höchste Anforderungen stellt.

In der Anfangszeit der Anwendung von Muskelrelaxantien wurde der Patient manuell beatmet; Störungen der Beatmung übertrugen sich sogleich auf den Atembeutel und konnten vom Anaesthesisten kaum übersehen werden, zugleich war er fest an den Patienten gebunden. Ohne Zweifel ist die Einführung und breite Anwendung von maschinellen Respiratoren in die Narkosetechnik als Fortschritt zu bezeichnen; sie hat aber die Möglichkeit technischer Fehler vervielfacht, ganz abgesehen davon, daß der Anaesthesist sich nun auch einmal vom Patienten entfernen kann, aus welchen Gründen dies auch immer geschehen mag.

Bei extremer Indikationsstellung, schlechtem Allgemeinzustand oder Organerkrankungen des Patienten ergibt sich ein unvermeidbares Narkoserisiko, das gegenüber dem durch die Operation angestrebten Behandlungsziel sorgfältig abgewogen werden muß. Der Anaesthesist wird sein Bestes tun, dieses immanente Narkoserisiko so gering wie möglich zu halten. Demgegenüber gibt es vermeidbare Risiken, die zwar nicht ausschließlich, aber vor allem im Bereich der Narkosetechnik liegen; sie nicht nur zu vermindern, sondern so weit wie möglich zu eliminieren und damit die Sicherheit des Patienten zu gewährleisten, gehört zu den unabdingbaren Sorgfaltspflichten des Anaesthesisten, die damit für die Narkoseführung im wesentlichen bereits umrissen sind: Sorgfältige und lückenlose Geräte- und Patientenüberwachung.

Die Geräteüberwachung erstreckt sich zunächst einmal auf die laufende Kontrolle der eingestellten Narkosegaszufuhr sowie der Einstellung eines benutzten Verdampfers. Durch das Leerlaufen von Gasflaschen, Abknicken oder Lockern von zuführenden Schläuchen können sich unbemerkt Veränderungen ergeben, die besonders dann gefährlich sind, wenn sich der Sauerstoffanteil des Gasgemisches verringert oder sogar auf 0% absinkt.

Dagegen ist die Verwechslung von Gasflaschen beim Anschluß an ein Narkosegerät, die im ausländischen Schrifftum immer wieder erwähnt wird, wegen der aufgrund der deutschen Vorschriften verwendeten unterschiedlichen Anschlußgewinde so gut wie ausgeschlossen. Möglich bleibt aber z. B. die Füllung eines Verdampfers mit einem hierfür nicht bestimmten Narkosemittel. In der Regel gehört zu der Wartung und Bereitstellung des Narkosegerätes auch die Auffüllung des oder der Verdampfer zum Pflichtenkreis des Assistenzpersonals. Dieses muß eindringlich auf die Verwechslungsgefahr und die damit möglicherweise verbundenen Folgen hingewiesen werden. Es versteht sich dabei von selbst, daß zur Herrichtung von Narkosegeräten und damit auch zur Auffüllung von Verdampfern nur auf Zuverlässigkeit geprüftes und speziell unterwiesenes Personal und nicht unausgebildete Hilfskräfte herangezogen werden dürfen.

Neuerdings bereitet die Industrie ein spezielles Füllsystem vor, bei dem, ähnlich wie bei Gasflaschen, durch Verwendung unterschiedlicher Gewinde eine Verwechslung von Narkotica ausgeschlossen werden soll. Bestenfalls wird es aber noch Jahre dauern, bis alle Narkosegeräte mit einer derartigen Sicherheitsvorrichtung bestückt sind. Solange muß der Anaesthesist die Gefahr kennen und beachten, die in der Möglichkeit einer falschen Auffüllung des Verdampfers liegt.

Wird der Patient während der Narkose maschinell beatmet, so treten zu den genannten Gefahrenquellen weitere Fehlermöglichkeiten hinzu, die eine genaue und fortlaufende Beobachtung erforderlich machen. Zunächst können technische Fehler am Gerät selber liegen. Man kann zwar davon ausgehen, daß moderne Respiratoren entsprechend ihrem Verwendungszweck robust und wenig störanfällig konstruiert sind; es ist aber zu bedenken, daß zumindest die Teile, die mit der Atemluft des Patienten in Berührung kommen, regelmäßig gereinigt und desinfiziert werden müssen. Beim Wiederzusammensetzen vor dem Gebrauch können Mängel entstehen, etwa durch blockierende Ventile, Undichtigkeit von Schraubverbindungen usw.

Eine viel größere Gefahr ist aber dadurch gegeben, daß beim zunächst intakten Gerät im weiteren Narkoseverlauf eine Undichtigkeit durch das Lösen einer der zahlreichen Schlauchverbindungen des Gerätes oder durch Diskonnektion von Patient und Gerät im Bereich des Tubus entsteht. Ist das Leck so groß, daß sich kein ausreichender Beatmungsdruck mehr aufbauen kann, wird der Patient hypoventiliert mit der Folge einer zunehmenden Hypoxie.

Bleibt der Fehler über mehrere Minuten unentdeckt, tritt ein hypoxischer Herzstillstand mit allen seinen fatalen Folgen auf. Unlösbare Schlauchverbindungen herzustellen und damit das ganze Gerätesystem "narrensicher" zu machen, ist schon deswegen nicht möglich, weil alle zum Patienten führenden Teile aus hygienischen Gründen nach jedem Gebrauch ausgewechselt werden müssen.

Ebenso gefährlich wie ein Leck kann eine unbemerkte Erhöhung des Atemwiderstandes dann werden, wenn die benötigten erhöhten Beatmungsdrucke vom Gerät nicht aufgebracht werden können, sei es, daß bei druckgesteuerten Geräten die Steuerung vorzeitig von der Inspirations- auf die Exspirationsphase umschaltet, sei es, daß bei volumengesteuerten Geräten der Arbeitsdruck nicht ausreicht, um das eingestellte Volumen gegen die erhöhten Atemwiderstände zu ventilieren. In diesen Fällen kommt es gleichfalls zu einer Hypoventilation, die ebenso wie die durch ein Leck verursachte verhängnisvolle Auswirkungen haben kann, wenn sie nicht rechtzeitig erkannt und behoben wird. Als natürliche Ursachen für eine Widerstandserhöhung der Atemwege kommen bronchospastische Zustände sowie abnorme Sekretansammlungen in Frage.

Wichtiger und gefährlicher sind aber die Verlegungen der Atemwege durch Abknickung oder Dislokation des Trachealtubus oder Tubusstenosen infolge Überblähung der abdichtenden Manschette. Besonders gefürchtet ist das "Cuffaneurysma", hervorgerufen durch den Prolaps eines dünnwandigen Anteils der Manschette. Ein solches Aneurysma tritt im allgemeinen nicht sofort beim Abdichten der Manschette, sondern erst im späteren Verlauf der Narkose oder bei einer Lageveränderung des Tubus (z. B. beim Umlagern des Patienten) auf (160).

Jede abrupte, aber auch allmähliche Erhöhung des erforderlichen, zu Beginn der Narkose registrierten und nach Möglichkeit im Protokoll vermerkten Beatmungsdrucks muß den Anaesthesisten veranlassen, nach der Ursache zu forschen. Notfalls ist der Patient auch während der Operation neu zu intubieren und zwar bevor sich eine Hypoxie anbahnt. Anderenfalls können derartige Manipulationen einen drohenden Herzstillstand einleiten, vor allem, wenn wegen der ungünstigen äußeren Umstände die Reintubation mit Schwierigkeiten verbunden ist und sich zeitlich verzögert.

Die sorgfältige und lückenlose Überwachung des Beatmungssystems durch den Anaesthesisten oder durch eine kompetente Anaesthesieschwester ist somit eine unverzichtbare Voraussetzung für die Sicherheit des Patienten. Die Überwachung hat sowohl durch die laufende Kontrolle des Atemvolumens durch ein mitlaufendes Volumeter, als auch die des Beatmungsdrucks durch ein zwischengeschaltetes Manometer zu erfolgen. Zu beachten ist dabei, daß das Volumeter auch dann noch ein gefördertes Hubvolumen anzeigt, wenn dieses infolge Diskonnektion den Patienten nicht erreicht. Das Manometer dagegen bietet einen zuverlässigen und unmittelbaren Anhalt für das Auftreten eines Lecks oder abnorm erhöhter Atemwiderstände.

Wenn man bedenkt, wie stark die Sicherheit des Patienten von der sorgfältigen Kontrolle des Narkose- und Beatmungsgerätes abhängt, ist es erstaunlich, daß die Industrie erst jetzt damit beginnt, entsprechende Druckmonitore als Zusatzgeräte anzubieten oder in die Narkoseapparatur einzubauen. Es handelt sich dabei um Einrichtungen, die vermittels einer Grenzwerteinstellung die Auslösung eines akustischen und/oder optischen Alarms nach einer gewissen Latenzzeit bewirken, wenn ein bestimmter Beatmungsdruck über- oder unterschritten wird. Technisch läßt sich dieses Problem relativ einfach und mit geringem Aufwand lösen. Bei der Dauerbeatmung im Rahmen der Intensivtherapie werden derartige Monitore bereits ziemlich häufig eingesetzt (232). Es ist zu hoffen, daß ihre Anwendung auch in den Operationssälen zunimmt. Aber auch ein solcher Monitor ersetzt nicht die aufmerksame Überwachung durch den Menschen, da auch ein derartiges Gerät zusätzliche technische Fehlerquellen in sich birgt und ein Versagen niemals zuverlässig ausgeschlossen werden kann.

Mindestens ebenso sorgfältig wie das Gerätesystem muß selbstverständlich der Patient überwacht werden. Hierzu gehört zunächst einmal die fortlaufende Beobachtung des Operationsfeldes und des Operationsverlaufes. Zwischen Anaesthesist und Operateur muß es insoweit auch ohne viele Worte eine ständige Kommunikation geben, damit die Narkose den operativen Gegebenheiten angepaßt, Blutverluste rechzeitig erkannt und ersetzt, die voraussichtliche Dauer des Eingriffs abgeschätzt werden kann usw.

Die Hauptaufgabe des Anaesthesisten besteht aber in der Überwachung der vitalen Funktionen, d. h. in erster Linie der Kreislauffunktion und bei nichtrelaxierten Patienten der Atmung (121, 259). Neben diesen Vitalfunktionen ist natürlich auch der übrige Aspekt nicht zu vernachlässigen: Farbe und Zustand der Haut, Cyanose der Acren oder der Lippen, Schwitzen, Kälte der Extremitäten usw. Die Beobachtung der Pupillen zur Differenzierung der Narkosestadien besitzt dagegen nicht mehr die gleiche Bedeutung wie zu Zeiten der klassischen Äthernarkose mit ihren voneinander abgrenzbaren vier Stadien.

Wie bereits erwähnt, erfüllt der Anaesthesist damit eine Doppelfunktion: Er gewährleistet die Sicherheit des Patienten und er schafft zugleich die Voraussetzung dafür, daß der Operateur sich mit uneingeschränkter Konzentration dem eigentlichen Eingriff widmen kann. Die fortlaufende Patientenüberwachung kann durch die Benutzung eines EKG-Monitors mit Oscilloskop und Pulsfrequenzanzeige unterstützt und erleichtert werden.

Aber auch in diesem Zusammenhang ist mit Nachdruck zu wiederholen, daß kein Monitor die Aufmerksamkeit des Anaesthesisten zu ersetzen vermag. Hinzu kommt, daß eine Grenzwerteinstellung zur Alarmauslösung im Operationssaalbereich wegen zahlreicher Störmöglichkeiten mit Schwierigkeiten verbunden ist, insbesondere bei der Benutzung eines Thermokauters.

Wird einer Anaesthesieschwester die Patientenüberwachung anvertraut, so ist sie darüber hinreichend aufzuklären, daß auch bei peripherer Pulslosigkeit unter Umständen noch ein weitgehend normales EKG auf dem Sichtgerät erscheinen und selbst bei eingetretenem Kreislaufstillstand das EKG noch eine normale Herzfunktion vortäuschen kann. Wichtig ist in diesem Zusammenhang, daß nicht dem Monitor mehr Aufmerksamkeit geschenkt wird als dem Patienten.

Es kann somit keine Rede davon sein, daß etwa die Benutzung eines EKG-Monitors als conditio sine qua non für eine Narkose anzusehen wäre. Je komplizierter jedoch der Fall oder die äußeren Umstände der Narkose sind, desto mehr empfiehlt sich der Einsatz eines Monitors, insbesondere während der Narkose bei einem schwer zugänglichen Patienten oder in einem abgedunkelten Operationssaal. Daß bestimmte Spezialeingriffe, etwa in der Herz- oder Neurochirurgie, eine apparative Überwachung erfordern, die unter Umständen weit über die bloße EKG-Kontrolle hinausgeht, sei der Vollständigkeit halber hier am Rande erwähnt (201).

Im Gegensatz zu der auf die Überwachungsfunktion beschränkten Anaesthesieschwester hat der Anaesthesist die sich aus der Überwachung ergebenden diagnostischen Schlüsse und therapeutischen Konsequenzen zu ziehen. Dies stellt oft hohe Anforderungen nicht nur an die Kenntnisse und Erfahrungen, sondern auch an die Geistesgegenwart des Anaesthesisten, der sich von einer Minute auf die andere einer schwierigen oder sogar kritischen Situation gegenübersehen kann. Er muß daher stets die Möglichkeit haben, unverzüglich auf geschultes Assistenzpersonal zurückgreifen zu können.

Oft bahnt sich eine Komplikation vorhersehbar langsam an. Es ist Aufgabe des Anaesthesisten, durch eine laufende Trendanalyse frühzeitig prophylaktisch tätig zu werden, etwa durch die vorsorgliche Gabe von Blut oder Blutersatzmitteln bei Blutverlusten, noch bevor sich Auswirkungen auf den Kreislauf bemerkbar machen, oder auch bei Störungen der Atmung bzw. Beatmung, die es zu erkennen und beheben gilt, ehe es hierdurch zu Kreislaufreaktionen kommt.

Trotzdem muß und wird jeder gewissenhafte Anaesthesist stets mit dem Schlimmsten rechnen und entsprechende Vorsorge treffen, um z. B. einem plötzlich auftretenden schweren Blutungsschock oder einem akuten Herzstillstand wirksam begegnen zu können (179, 242, 243, 256). Die hierfür erforderlichen Medikamente, Blutersatzmittel und Geräte müssen daher stets in erreichbarer Nähe greifbar sein. Da der Erfolg einer Therapie in einer solchen Situation von wenigen Minuten abhängt, gehört es zu den Sorgfaltspflichten des Anaesthesisten, sämtliche Vorkehrungen in organisatorischer, apparativer und nicht zuletzt auch personeller Hinsicht zu treffen, um einen Narkosezwischenfall, mag er auch noch so selten auftreten, ohne Zeitverzug in adäquater Weise zu behandeln. Häufig ist es nicht die Tatsache eines Zwischenfalls, die dem Anaesthesisten zum Vorwurf gemacht werden kann, sondern sind es vielmehr mangelhafte Vorkehrungen oder nicht adäquates Handeln nach eingetretenem Zwischenfall. Überall dort, wo regelmäßig Anaesthesieverfahren durchgeführt werden - nicht nur in Operationssälen, sondern gegebenenfalls auch in Untersuchungsräumen u. a. - müssen diese therapeutischen Voraussetzungen vorhanden sein. Bestehen in dieser Hinsicht Mängel, so ist es Aufgabe des Anaesthesisten, den Krankenhausträger nachdrücklich - notfalls schriftlich - darauf hinzuweisen und auf Abhilfe zu dringen.

Über jedes Betäubungsverfahren ist vom Anaesthesisten ein Protokoll zu führen. Dieses sollte wenigstens die Personalien des Patienten mit Alter und Gewicht, Name des Anaesthesisten, Art, Dosis und Zeitpunkt der verabfolgten Medikamente und Besonderheiten des Verlaufes enthalten. Für längere Narkosen empfiehlt sich die Führung eines Narkoseprotokolls mit zeitgerechter Aufzeichnung einer Puls-Blutdruckkurve. Diese dient dem Anaesthesisten zunächst einmal zu seiner eigenen Kontrolle vor allem dann, wenn er die Narkoseüberwachung zeitweilig einer Anaesthesieschwester überlassen muß. Bei wiederholten Narkosen können die vorhandenen Anaesthesieprotokolle wertvolle Hinweise für die Wahl des Betäubungsverfahrens geben. Schließlich kann bei einer eingetretenen Komplikation ein sorgfältig geführtes Narkoseprotokoll zur Entlastung des Anaesthesisten beitragen. Andererseits muß der Anaesthesist beim Fehlen von Aufzeichnungen mit einer Umkehr der Beweislast zu seinem Nachteil rechnen (33, 184, 273).

3.6. Die Bluttransfusion

Bei größeren intraoperativen Blutverlusten fällt es in den Aufgabenbereich des Anaesthesisten, im Rahmen der Aufrechterhaltung der vitalen Funktionen neben der Gabe von Blutersatzmitteln gegebenenfalls auch eine oder mehrere Bluttransfusionen durchzuführen.

Da eine Blutübertragung heute in aller Regel in Form der Blutkonserve erfolgt, ist diese Maßnahme, von der technischen Seite her gesehen, denkbar einfach und unterscheidet sich im Schwierigkeitsgrad und Zeitaufwand in keiner Weise von der Infusion anderer, indifferenter Flüssigkeiten. Dadurch wird bei den Beteiligten leicht die Tatsache aus dem Bewußtsein verdrängt, daß es sich bei der Bluttransfusion "um die Transplantation des menschlichen Gewebes Blut bzw. seiner Bestandteile" handelt, d. h. um eine Maßnahme, die mit nicht unerheblichen Risiken verbunden ist (211). Gefahren bestehen vor allem dann, wenn die erforderlichen Untersuchungen, insbesondere Blutgruppenbestimmung und sonstige Kompatibilitätsprüfungen, nicht ordnungsgemäß durchgeführt wurden. Die Vermeidung von Risikofaktoren ist somit in erster Linie eine Sache zweckentsprechender Organisation (35, 42, 63).

Hierbei steht die Frage im Vordergrund: Welche Aufgaben darf der transfundierende Arzt delegieren und welche Aufgaben muß er persönlich ausführen (41)?

Dazu ist zunächst einmal festzustellen: "Die Blutübertragung ist ein ärztlicher Eingriff, der grundsätzlich vom Arzt vorgenommen wird und der in seinen Verantwortungsbereich fällt" (59). Aus der Sicht unseres Themas ist hinzuzufügen, daß die intraoperative Bluttransfusion zum Aufgabenbereich des Anaesthesisten gehört (194). Damit fällt ihm auch die Aufgabe zu, sich mit den organisatorischen Voraussetzungen zu befassen. In welchem Umfang dies zu geschehen hat, hängt davon ab, wie das Bluttransfusionswesen in dem betreffenden Krankenhaus geregelt ist.

An großen Kliniken besteht im allgemeinen eine Blutbank als selbständige Fachabteilung unter der Verantwortung eines leitenden Arztes. In seinen Kompetenzbereich fallen Herstellung und Bereitstellung von Blutkonserven sowie die Durchführung aller notwendigen serologischen Untersuchungen. Aufgrund des bereits mehrfach erwähnten Vertrauensgrundsatzes kann sich der Anaesthesist insoweit auf die vollständige und korrekte Durchführung aller erforderlichen Untersuchungen und Maßnahmen verlassen. Da aber die Verantwortungsbereiche zwischen Blutbank und transfundierendem Arzt trotzdem nicht total voneinander abzugrenzen sind und insbesondere Lücken in der Kommunikationskette entstehen können, sollte eine auf die speziellen Verhältnisse des Krankenhauses zugeschnittene, für alle Ärzte verbindliche Dienstanweisung im gegenseitigen Einvernehmen der beteiligten leitenden Ärzte erlassen werden. In ihr sind insbesondere die Fragen der Blutabnahme, der Blutgruppenbestimmung und Durchführung von Kreuzproben, vor allem auch im nächtlichen Bereitschaftsdienst, die Form entsprechender Untersuchungsbelege sowie die Bedingungen für die Ausgabe von Blutkonserven unmißverständlich zu regeln.

Hierfür sind insbesondere die "Richtlinien zur Blutgruppenbestimmung und Bluttransfusion" sowie die "Empfehlung zur Vermeidung und Behandlung von Transfusionszwischenfällen" der Bundesärztekammer (31, 32) zugrunde zu legen, auf die im einzelnen im Rahmen dieses Themas nicht näher eingegangen werden soll. Diese Richtlinien stellen eine verbindliche Kodifizierung der Lex artis dar, von der nur in begründeten Ausnahmefällen abgewichen werden sollte (96). Zur Entlastung der leitenden Ärzte empfiehlt es sich, diese krankenhauseigene Dienstvorschrift allen ärztlichen Mitarbeitern gegen Unterschrift zur Kenntnis zu bringen (161, 211, 221).

Sinn der Dienstvorschrift soll es sein, organisatorische Fehler und menschliche Unzulänglichkeit so weit wie möglich zu eliminieren. Trotzdem kann es immer gewisse Schwachstellen in der Kommunikationskette geben, deren Kenntnis zu ihrer Vermeidung außerordentlich wichtig ist. Ein solches Gefahrenmoment beginnt bereits bei der Blutabnahme zur Blutgruppenuntersuchung, der Beschriftung des Blutröhrchens und dem Ausfüllen der Untersuchungsanforderung. Kommt es hierbei zu einer Namensverwechslung, so wird dieser Fehler trotz aller weiteren Kontrollmaßnahmen insbesondere dann unentdeckt bleiben, wenn aus der gleichen Blutprobe auch die sogenannte Kreuzprobe erfolgt. Der die Blutgruppenbestimmung anfordernde Arzt übernimmt mit seiner Unterschrift unter den Anforderungsschein zugleich die Verantwortung für die Identität von Blutprobe und Patientennamen.

Auf die Verwechslungsmöglichkeiten und ihre zuverlässige Vermeidung innerhalb der Blutbank kann hier nicht näher eingegangen werden. Diese organisatorische Vorsorge gehört zu den Sorgfaltspflichten des leitenden Arztes der Blutbank, die mit der Ausgabe der richtigen Blutkonserve an den transfundierenden Arzt enden.

Zu den Sorgfaltspflichten des Anaesthesisten gehört als erstes, die Bereitstellung von Blutkonserven als Vorbereitung für solche Eingriffe zu veranlassen, die erfahrungsgemäß mit einer gewissen Wahrscheinlichkeit zu einem größeren Blutverlust führen können. Oft wird bereits der Operateur hierfür Sorge tragen, zumal er noch eher als der Anaesthesist Dauer und Schwierigkeitsgrad der geplanten Operation abzuschätzen vermag. Nützlich sind gegenseitige Absprachen, für regelmäßig anstehende größere Eingriffe stets eine bestimmte Anzahl von Blutkonserven bereitzustellen. Vor kleineren Eingriffen sollte wenigstens die Blutgruppe des Patienten bestimmt werden, um erforderlichenfalls Blut ohne größeren Zeitverzug beschaffen zu können.

Der Anaesthesist wird sich bei der präoperativen Visite davon überzeugen, ob diese vorbereitenden Maßnahmen bereits vom Operateur veranlaßt wurden. Anderenfalls wird er selber die notwendigen Anordnungen treffen. In der Regel gehört es dagegen nicht zu seinen Pflichten, Blutabnahme und Anforderung von Blutkonserven persönlich in die Hand zu nehmen; dies ist vielmehr Aufgabe des zuständigen Stationsarztes der operativen Abteilung. Blutgruppe und Zahl der angeforderten Blutkonserven sollten zweckmäßig auf dem Prämedikationsschein vermerkt werden.

Unmittelbar vor Operations- bzw. Narkosebeginn hat sich der Anaesthesist davon zu überzeugen, ob in den Krankenpapieren der Blutgruppenbefund vorliegt und ob die vorgesehene Anzahl von Blutkonserven auch tatsächlich abrufbereit zur Verfügung steht. Bei einem entsprechend risikoreichen Eingriff muß gewährleistet sein, daß das benötigte Blut ohne unnötigen Zeitverlust zur Anwendung gelangen kann. Bei einer unerwartet großen Blutung läßt sich während der Transfusion der ersten bereitgestellten Konserven die Kreuzung weiterer Konserven vornehmen, wobei in kritischen Situationen das Ergebnis der Kreuzprobe unter Umständen nicht abgewartet werden braucht. Dagegen muß immer ein authentischer schriftlicher Blutgruppenbefund vorliegen, dessen Übereinstimmung mit den Personalien der Krankenpapiere bereits zu Beginn der Narkose zu vergleichen ist. Niemals darf der Anaesthesist sich auf die Richtigkeit einer mündlichen oder gar telefonischen Befundübermittlung verlassen; allzu leicht kann es hierbei durch Hörfehler oder Namensverwechslungen zu folgenschweren Mißverständnissen kommen. Auch in einer noch so eilbedürftigen und kritischen Situation sollte der Anaesthesist als transfundierender und damit verantwortlicher Arzt nicht darauf verzichten, persönlich den schriftlichen Blutgruppenbefund mit den Personalien des Patienten und dem Begleitschein der Blutkonserve zu vergleichen, ehe er die Konserve zur Transfusion frei gibt.

Im allgemeinen wird von der Blutbank nicht nur die Blutgruppe bestimmt, sondern auch die obligate Verträglichkeitsprobe (Kreuzprobe) zwischen Empfänger- und Spenderblut durchgeführt und das Ergebnis auf dem Begleitschein der Blutkonserve vermerkt. In Ausnahmefällen kann bedarfsweise dieses Ergebnis im Gegensatz zum Blutgruppenbefund auch einmal telefonisch übermittelt werden, vor allem dann, wenn mit der Bluttransfusion aus vitalen Gründen bereits vorher begonnen werden mußte. Steht kein kompetenter Arzt der Blutbank zur Verfügung, so hat sich der transfundierende Arzt selber von dem Ergebnis der Kreuzprobe zu überzeugen. Das heißt, daß die von der Laborantin angesetzte Kreuzprobe mit der Blutkonserve in den Operationssaal gebracht werden muß, damit der Anaesthesist persönlich die Probe in Augenschein nehmen kann. Darüber hinaus "... ist dem transfundierenden Arzt unmittelbar vor der Übertragung die Vornahme eines dokumentierenden Identitätstestes (z. B. Kartentest) dringend zu empfehlen, der mindestens die ABO-Gruppe umfassen sollte" (31).

Diese relativ strengen Vorschriften erscheinen umso wichtiger, als es gerade im Operationssaal nicht selten Situationen äußerster Dringlichkeit gibt, die die Gefahr mit sich bringen, daß in der gebotenen Eile und verständlichen Hektik die eine oder andere Vorsichtsmaßnahme entfällt, wenn sie nicht durch eine nachdrückliche Reglementierung als unumstößliche Forderung allen Beteiligten "in Fleisch und Blut" übergegangen ist. Hinzu kommt, daß beginnende Unverträglichkeitserscheinungen infolge Incompatibilität durch die Narkose unterdrückt werden, so daß eine fehlerhafte Bluttransfusion nicht rechtzeitig erkannt und unterbrochen werden kann.

Die Vorbereitung der als richtig identifizierten Blutkonserve kann selbstverständlich dem Assistenzpersonal überlassen werden. Das gleiche gilt für das Anschließen der Konserve an das Infusionssystem des Patienten, das allerdings nur in Gegenwart des Arztes erfolgen soll. Selbstverständlich ist auch der in Narkose befindliche Patient sorgfältig auf etwaige Unverträglichkeitsreaktionen hin zu beobachten.

Schwere Transfusionszwischenfälle infolge Blutgruppenunverträglichkeit galten früher als infaust. Heute gelingt es gelegentlich durch Einsatz intensivtherapeutischer Maßnahmen, insbesondere der Hämodialyse, den einen oder anderen Patienten zu retten. Diese Tatsache beinhaltet die Verpflichtung des transfundierenden Arztes, bei einem Zwischenfall alle erforderlichen Maßnahmen unverzüglich anzuwenden oder den Patienten in eine geeignete Intensivbehandlungseinheit zu verlegen, falls die Möglichkeit des eigenen Krankenhauses nicht ausreicht.

Im Falle einer Unverträglichkeitsreaktion sind ferner die Reste der verabreichten Blutkonserve sicherzustellen, damit nachträglich eine erneute serologische Überprüfung stattfinden kann. Nicht jeder Transfusionszwischenfall beruht auf einer Blutgruppenunverträglichkeit und nicht jede Blutgruppenunverträglichkeit beruht auf einem ärztlichen Sorgfaltsmangel. Vielmehr kann ihm die Incompatibilität eines seltenen Blutfaktors zugrunde liegen, der trotz korrekter und gewissenhafter Voruntersuchung dem Nachweis entgangen ist. Eine sorgfältige Dokumentation im Falle eines Zwischenfalles kann somit zur Entlastung des transfundierenden Arztes beitragen.

Bei starken Blutverlusten muß das Blut häufig unter Druck transfundiert werden, was in der Regel durch die Verwendung eines manuellen Gebläses geschieht. Dabei ist äußerste Sorgfalt auf die Vermeidung einer Luftembolie zu legen, die vor allem dann möglich ist, wenn anstelle von luftfreien Blutbeuteln noch Flaschen Anwendung finden. Das Gebläse sollte in diesen Fällen eine mit dem Finger zu verschließende Öffnung haben. Damit wird erreicht, daß automatisch eine Druckentspannung eintritt, wenn sich der Anaesthesist oder die Anaesthesieschwester von der Transfusion abwenden muß, weil irgendein anderer Vorgang kurzfristig Aufmerksamkeit verlangt.

Gerade am Beispiel der Beherrschung einer schweren intraoperativen Blutung zeigt sich, wie sehr der Anaesthesist auf die Hilfe von geschultem Assistenzpersonal angewiesen ist. In einer derartigen kritischen Situation muß er besonders sorgfältig den Narkose- und Operationsverlauf überwachen, letzteres alleine schon, um den eintretenden Blutverlust abschätzen zu können. Zugleich hat er nach den soeben geschilderten Regeln die vorgesehenen Blutkonserven mit den vorliegenden Unterlagen zu vergleichen, zu identifizieren und zur Vorbereitung freizugeben. Bei Drucktransfusionen muß er das Transfusionssystem zur Vermeidung einer Luftembolie sorgfältig überwachen und schließlich ist der Kreislauf des Patienten durch fortlaufende Puls- und Blutdruckmessung besonders exakt zu kontrollieren.

Es liegt auf der Hand, daß ein Anaesthesist, alleine auf sich selber gestellt, eine solche Situation unmöglich mit der gebotenen Sorgfalt beherrschen kann. Andererseits erscheint es wenig sinnvoll, ärztliche Sorgfaltspflichten für den Anaesthesisten zu reglementieren, wenn die personelle Situation es ihm unmöglich macht, diesen Sorgfaltspflichten nachzukommen. Mit anderen Worten, bei nachgewiesenem Sorgfaltsmangel wäre auch zu prüfen, welche Rolle dabei der leider noch weit verbreitete Mangel an anaesthesiologischem Assistenzpersonal im Einzelfall gespielt hat.

Kleinere und mittlere Krankenhäuser, die nicht über eine eigene Blutbank verfügen, halten meistens stattdessen ein Blutdepot vor, das von einer nahe gelegenen Blutbank versorgt wird. Das Blutdepot kann unter der ärztlichen Leitung des Laborarztes, des Internisten oder auch des Anaesthesisten stehen. Im letzteren Fall muß der Anaesthesist über ausreichende Kenntnisse und Erfahrungen in der Blutgruppenserologie und im Transfusionswesen verfügen. Besitzt er sie von Haus aus nicht, so hat er sie an geeigneter Stelle zu erwerben.

Als Leiter eines Blutdepots hat der Anaesthesist die Aufgabe, die anfallenden und vom Laborpersonal durchgeführten Blutgruppenbestimmungen und Verträglichkeitsproben zu überwachen, für deren zuverlässige Ausführung er die ärztliche Verantwortung trägt. Diese Aufgabe und Verantwortung darf er auf eine medizinisch-technische Assistentin übertragen, sofern er sich von deren Zuverlässigkeit überzeugt hat. Steht eine solche nicht zur Verfügung und werden die Untersuchungen durch eine andere Laborkraft ausgeführt, so bedarf es in jedem Einzelfall der ärztlichen Kontrolle.

Im übrigen hat der Anaesthesist alle organisatorischen Maßnahmen zu veranlassen und durch Dienstanweisung zu regeln, die erforderlich sind, um einen reibungslosen und fehlerfreien Betrieb zu jeder Tages- und Nachtzeit zu gewährleisten. Insoweit entsprechen seine Aufgaben denen des ärztlichen Leiters einer Blutbank, reduziert um die Untersuchung und Überwachung von Blutspendern und die Herstellung von Blutkonserven bzw. -derivaten.

3.7. Explosionsgefahr und elektrische Unfälle

Die Gefahr von Explosionsunfällen im Operationssaal hat in den Zeiten der klassischen Äthernarkose eine große Rolle gespielt. Zahlreiche VDE-Vorschriften sind entwickelt worden, um beim Neubau von Kliniken bzw. beim Umbau älterer Krankenhäuser sowie beim Umgang mit brennbaren Narkosegasen oder -dämpfen die Explosionsgefahr zu vermindern (113). Wendet der Anaesthesist auch heute noch zündfähige Narkotica, insbesondere Äther oder Cyclopropan, an, so liegt es in seiner Verantwortung, daß diese Vorschriften peinlichst eingehalten werden. Hierzu gehört vor allem das Verbot der Verwendung von offenem Feuer im sogenannten "Gefahrenbereich", sonstiger gefährlicher elektrischer Betriebsmittel wie Heizöfen, Kochplatten usw., elektrochirurgischer Geräte und aller anderen nicht explosionsgeschützten elektrischen Apparaturen, außerdem die Vermeidung von elektrischen Zwischensteckern, Verlängerungskabeln, Fußschaltern u. a. (111, 112, 271). Der Gefahr einer elektrostatischen Aufladung von Gummi- oder Kunststoffmaterial ist durch die möglichst weitgehende Benutzung elektrisch leitfähiger Teile Rechnung zu tragen. Aus den gleichen Gründen ist auch das Tragen von Kleidungsstücken aus Kunstfaser zu vermeiden. Die Sohlen der Operationsschuhe sollen ebenso wie die Rollen der Geräte und der Fußboden des Operationssaales elektrisch leitfähig sein (111, 112, 113, 271).

In der modernen operativen Medizin wird jedoch zur Überwachung und Behandlung des Patienten eine solche Vielzahl elektrischer Geräte benutzt, daß diese Vorschriften kaum exakt eingehalten werden können. Es erhebt sich somit die Frage, ob es heute überhaupt noch gerechtfertigt ist, sogenannte zündfähige Narkosemittel, im wesentlichen also Äther und Cyclopropan, zu verwenden. Dem Anaesthesisten stehen jedenfalls andere, zumindest ebenso brauchbare, aber wesentlich ungefährlichere Narkotica wie Halothan oder Enfluran zur Verfügung, ganz zu schweigen von den Möglichkeiten der Neuroleptanalgesie.

Halothan und Enfluran gelten im Gegensatz zu Äther und Cyclopropan als nicht zündfähig. Es ist allerdings zu beachten, daß auch diese beiden dampfförmigen Narkotica unter bestimmten Bedingungen entflammbar sind, wenn sie in einem Sauerstoff-Lachgas-Gemisch zur Anwendung kommen. Für Halothan wird die untere Zündgrenze in einer Sauerstoff-Lachgas-Atmosphäre unter experimentellen Bedingungen mit 3,25 Vol% angegeben, für Enfluran mit 4,25 Vol% (114). Das bedeutet, daß während der Einleitung einer Maskennarkose, bei der durchaus solche Konzentrationen zur Anwendung gelangen können, elektrochirurgische Arbeiten im Kopf-Hals-Bereich, beim intubierten Patienten in der Mundhöhle, vermieden werden sollen. Im übrigen aber kann man davon ausgehen, daß unter klinischen Bedingungen eine Brand- oder gar Explosionsgefahr bei Anwendung dieser beiden Narkotica nicht besteht.

Nur am Rande sei vermerkt, daß beim Gebrauch des elektrischen Messers selten auch einmal eine Entzündung endogener Gasansammlungen im Darm oder Magen verursacht werden kann (112, 114). Ein solches Ereignis liegt selbstverständlich nicht im Verantwortungsbereich des Anaesthesisten, kann aber fälschlich zu der Annahme führen, der Zwischenfall sei durch die Verwendung eines brennbaren Narkosegasgemisches verursacht worden. Allerdings können auch brennbare Narkosegase im Magen bis zu einer Stunde nach Absetzen der Anaesthesie zündfähig bleiben und damit ebenfalls einen solchen Zwischenfall auslösen (113, 114).

Ein vergleichbarer Unfall liegt vor, wenn sich feuergefährliche Desinfektionsmittel, mit denen das Operationsfeld abgewaschen wurde, durch den vorzeitigen Gebrauch des elektrischen Messers entzünden (112).

Daß ganz allgemein mit feuergefährlichen Flüssigkeiten, neben entflammbaren Narkotica Wundbenzin, Waschäther, alkoholhaltige Desinfektionsmittel mit der gebotenen Vorsicht umgegangen werden muß und insbesondere solche Stoffe nicht in Ausgüsse, Waschbecken oder Toiletten geschüttet werden dürfen, versteht sich von selbst (113, 114). Der Anaesthesist ist ebenso wie der Operateur für seinen Bereich verpflichtet, den einschlägigen Vorschriften Geltung zu verschaffen, Mißstände abzustellen und sein Personal entsprechend zu unterweisen.

Eine nicht zu unterschätzende Gefahrenquelle stellen unter Druck stehende Sauerstofflaschen dar, die überall dort noch benutzt werden müssen, wo keine zentrale Narkosegasversorgung zur Verfügung steht. Die Ventile dieser Druckgasflaschen dürfen keinesfalls mit Öl oder Fett behandelt werden. Auch ist jede Gewaltanwendung beim Öffnen der Flaschen verboten. Das Ventil darf nur langsam aufgedreht werden, da alleine die durch abruptes Öffnen entstehende Druckwelle Temperaturen bis zu 1000° C erzeugt, die ihrerseits Ventil- oder Leitungsbrände hervorrufen können (112, 113, 114, 271).

Hat im ganzen gesehen die Explosionsgefahr im Operationssaal durch die Vermeidung entflammbarer Narkotica, durch die Klimatisierung mit der damit verbundenen gleichmäßigen Ventilation der Räume und durch die Installation zentraler Narkosegasversorgungsnetze eher abgenommen, so ist die Möglichkeit elektrischer Unfälle deutlich angestiegen. Es wurde schon erwähnt, daß in immer größerer Zahl elektrische Geräte während operativer Eingriffe Verwendung finden (195). Von anaesthesiologischer Seite sind dies hauptsächlich Überwachungsgeräte, insbesondere EKG-Monitore. Von operativer Seite kommen neben Hochfrequenzschneidgeräten und Röntgenapparaturen vermehrt auch endoskopische Instrumente zum Einsatz.

Selbstverständlich gilt hierbei zunächst der Grundsatz, daß jeder der beteiligten Ärzte für das Gerät, dessen Einsatz er veranlaßt, die Verantwortung trägt und hierdurch hervorgerufene Komplikationen zu vertreten hat. Die Situation wird aber durch den Umstand erschwert, daß gerade die gleichzeitige Anwendung mehrerer Elektrogeräte am Patienten zu Komplikationen führen kann.

Als Beispiel sei die gegenseitige Beeinflussung von EKG-Monitor und Hochfrequenzschneidegerät erwähnt. Liegt die Null-Elektrode des EKG-Gerätes zwischen der differenten und der indifferenten Elektrode des Schneidegerätes, so fließt ein Teil des Stromes unter Umständen statt über die indifferente Elektrode des Schneidegerätes über die EKG-Elektrode ab. Da diese sehr viel kleinflächiger ist, kann es wegen der hohen Stromdichte zu Verbrennungen kommen (113, 142, 218). Eine ähnliche Komplikation ist dann möglich, wenn ein EKG-Elektrodenkabel über eine längere Strecke parallel zu einem Hochfrequenzkabel geführt wird. Durch Induktion können im EKG-Kabel Ströme entstehen, deren Stärke ebenfalls die Gefahr von Verbrennungen herbeiführt (142). Es ist selbstverständlich, daß der Anaesthesist bei der Anlage eines EKG-Monitors auf solche Komplikationsmöglichkeiten zu achten hat.

Weitaus gefährlicher als derartige Hautverbrennungen sind elektrische Unfälle in Form sogenannter Makro- oder Mikroschocks, die unter ungünstigen Umständen zu Kammerflimmern führen können (195). Von Makroschock spricht man, wenn der Patient durch Masseschluß mit einer Stromquelle in Berührung kommt. Bei einem Gesamtkörperwiderstand von etwa 1000 Ohm genügt zur Auslösung eines Makroschocks schon eine Spannung von 10 Volt, um Stromstärken von 10 mA (10^{-2} Ampère) zu erzielen, die bereits gefährlich sein können (190). 100 mA verursachen in der Regel Kammerflimmern (218). Allerdings schützt meist der hohe Widerstand der intakten Haut vor den Auswirkungen solcher geringen Spannungsdifferenzen.

Es liegt auf der Hand, daß bei der Vielzahl der im Operationssaal verwendeten Geräte durch fehlerhafte Isolation oder mangelhafte Erdung sehr leicht einmal unbemerkt Potentialdifferenzen dieser Größenordnung auftreten und auf den Patienten einwirken können. Hinzu kommt die Möglichkeit, daß durch kapazitive oder induktive Koppelung unerwünschte Fehlströme entstehen (190, 218). Am einfachsten schützt man sich vor derartigen Erscheinungen dadurch, daß man für alle gleichzeitig benutzten Geräte den gleichen Stromkreis und die gleiche Erdung benutzt (81).

Unter bestimmten Voraussetzungen ist der Patient auch durch Mikroschocks gefährdet. Es handelt sich hierbei meist um sogenannte kapazitive Restströme in einer Größenordnung von 10 μA

(10^{-5} Ampère) und darüber, die durch intravasal eingeführte Elektroden oder leitfähige Sonden direkt auf das Herz einwirken und auf solche Weise ebenfalls Kammerflimmern auslösen können (190, 218). Diese Problematik stellt sich vor allem bei der Dauerüberwachung und gleichzeitiger invasiver Untersuchung von Patienten in der Intensivmedizin. Seltener können aber auch im Operationssaal derartige Bedingungen vorliegen, etwa bei der Anwendung eines Schrittmachers oder bei fortlaufender zentraler Druckmessung. Zur Vermeidung solcher Gefahren ist es wichtig, nur durch einen sogenannten "floating input" abgesicherte Meßgeräte zu benutzen und jeden Nebenschluß zwischen Gerät und Patient zu vermeiden (190).

Wesentliche Voraussetzung für die Verhütung solcher Unfälle ist, daß sich die elektrische Anlage des Operationssaales und seiner Nebenräume in einem vorschriftsmäßigen und betriebssicheren Zustand befindet. Das gleiche gilt für die benutzten elektrischen Geräte. Dies bedingt eine sachgerechte und schonende Behandlung durch das Operations- und Anaesthesiepersonal, das insoweit entsprechend unterwiesen werden muß. Schadhafte Geräte sind zwecks Reparatur durch einen kompetenten Elektrotechniker unverzüglich aus dem Betrieb zu ziehen (113).

Fällt eine solche Aussonderung schadhafter Geräte unter Umständen noch in den ärztlichen Verantwortungsbereich, so kann vom Anaesthesisten nicht erwartet werden, daß er darüber hinaus die gesamte elektrische Anlage der Operationsabteilung überschaut und in der Lage ist, sie auf technische Mängel zu überprüfen (255). Es gehört vielmehr zur Aufgabe des Krankenhausträgers, mittels seines elektrotechnischen Fachpersonals zu gewährleisten, daß die bautechnischen und sonstigen Sicherheitsvorschriften beachtet werden und die Anlage sowie die benutzten Geräte durch laufende Überwachung und Wartung in einem betriebssicheren Zustand verbleiben (113). An größeren Kliniken empfiehlt es sich, diese Aufgabe an einen "biomedizinischen Ingenieur" zu delegieren (255). Denjenigen Krankenhäusern, die über keinen kompetenten Betriebsingenieur verfügen, ist zu empfehlen, mit den Herstellerfirmen der im Betrieb befindlichen Geräte einen regelmäßigen Wartungsdienst zu vereinbaren. Damit würden diese Firmen auch bei längerer Betriebsdauer in der Verantwortung für die Funktions- und Betriebssicherheit der von ihnen gelieferten Geräte verbleiben. Trotzdem muß der Anaesthesist wenigstens Grundkenntnisse über Konstruktion und Funktion der von ihm benutzten Geräte besitzen und die Risiken kennen, die mit ihrer Anwendung verbunden sein können; "er muß mehr wissen, als nur, wie man ein Gerät ein- und ausschaltet" (225). Erleichtert würde ihm die Erfüllung dieser Forderung, wenn die Herstellerfirmen zu jedem Gerätetyp eine verständliche Instruktion in schriftlicher Form mitlieferten, die nicht nur eine Bedienungsanleitung enthält, sondern auch einige Angaben zu den Konstruktions- und Funktionsgrundlagen sowie Hinweise auf mögliche Gefahrenquellen und Risikofaktoren (255).

Im übrigen gilt bei elektrischen Unfällen im Operationssaal der gleiche Grundsatz wie bei allen anderen Zwischenfällen, daß es Aufgabe des Anaesthesisten ist, an die Möglichkeit einer solchen

Komplikation zu denken, in erster Linie, um sie zu verhüten, in zweiter Linie, um sie rechtzeitig zu erkennen und ihr adäquat zu begegnen. Gerade die gefährlichste Folge des Elektrounfalls, das Kammerflimmern, kann durch unverzügliche Defibrillation des Herzens oft ohne ernste Folgen für den Patienten behoben werden.

3.8. Narkoseausleitung

In unkomplizierten Fällen und bei glattem Operationsverlauf ohne ins Gewicht fallende Flüssigkeits- und Blutverluste bleiben die Kreislaufverhältnisse bei gleichmäßiger Narkoseführung, insbesondere bei störungsfreier Beatmung des Patienten, im allgemeinen stabil. Während dieser Phase eines "steady state" kann somit die Überwachung in geeigneten Fällen vorübergehend auch an eine Anaesthesieschwester delegiert werden, wenn die bereits geschilderten Voraussetzungen gegeben sind. Die Narkoseausleitung dagegen ist mit ähnlichen Gefahren verbunden wie die Narkoseeinleitung, vor allem die Extubation bei der Beendigung einer Endotrachealnarkose. Hierbei ist besonders die Beurteilung durch den Anaesthesisten von Bedeutung, ob der Patient bereits wieder eine ausreichende Spontanatmung zeigt, oder ob sich wegen einer noch nicht restlos behobenen Muskelrelaxierung eine Extubation verbietet.

Nach der Extubation kann es ebenso wie bei der Narkoseeinleitung zum Erbrechen und zur Aspiration kommen, wenn der Patient noch nicht ausreichend wach und der Magen noch nicht vollständig entleert ist. Es sei nochmals betont, daß auch eine liegende Magensonde keine absolute Garantie für einen komplett entleerten Magen darstellt. Schließlich muß gelegentlich auch mit einem Laryngospasmus nach der Extubation gerechnet werden, vor allem bei Säuglingen und Kleinkindern. Daß das Absetzen der Narkosemittel, die Gabe von Neostigmin zur Antagonisierung der Curarewirkung, das Einsetzen der Spontanatmung u. a. auch Auswirkungen auf Herz und Kreislauf haben können, versteht sich von selbst.

Die Narkoseausleitung ist daher ebenso an die Gegenwart des Anaesthesisten gebunden wie die Narkoseeinleitung. Darüber hinaus sollte der Anaesthesist auch in dieser Situation stets über eine Hilfskraft verfügen, die ihn bei auftretenden Schwierigkeiten unterstützt. Gerade unmittelbar nach der Ausleitung der Narkose und Extubation ist der Patient noch gefährdet. Selbst wenn er auf Anruf reagiert, etwa die Augen aufschlägt oder mit dem Kopf nickt, besagt dies nicht, daß er sich nun bereits wieder im Vollbesitz seiner Schutzreflexe befindet. Auch in diesem Zustand ist ein plötzliches Erbrechen mit Aspirationsgefahr nicht völlig auszuschließen. Durch Zurücksinken der Zunge ist eine partielle Verlegung der Atemwege möglich, die durch eintretende Hypoxie und Hyperkapnie mit einer erneuten Vertiefung der noch bestehenden Somnolenz in einen Circulus vitiosus einmünden kann. Auch das Einlegen eines Guedel-Tubus vermag nicht mit absoluter Sicherheit freie Atemwege zu gewährleisten.

Schließlich kann ein aus der Narkose erwachender unbeaufsichtigter Patient durch eine abrupte Bewegung vom Operationstisch stürzen oder aus dem Bett fallen. Das gilt insbesondere für Kinder, die häufiger und ausgeprägter als Erwachsene beim Erwachen aus der Narkose eine motorische Unruhe in Form einer Exzitation zeigen.

Aus diesen Gründen darf der Patient keinesfalls - selbst nur kurzfristig - unbeobachtet bleiben. Es ist Aufgabe des Anaesthesisten, organisatorische Vorsorge zu treffen, daß in dieser Hinsicht keine Kompetenzlücken entstehen. Unabhängig davon, ob der Patient postoperativ dem Anaesthesiepersonal eines Aufwachraumes oder dem Pflegepersonal seiner Krankenstation anvertraut wird, empfiehlt sich, daß der Anaesthesist das Umlagern ins Bett und die Übernahme durch das zuständige Personal persönlich überwacht. Hierbei kann er zugleich die notwendigen Hinweise und Anordnungen geben. Darüber hinaus sollten diese aber auch ausdrücklich auf dem Narkoseprotokoll vermerkt werden. Gestatten es die Umstände dem Anaesthesisten nicht, den Patienten persönlich zu übergeben, so hat dies zumindest durch eine kompetente, mit dem Fall vertraute Anaesthesieschwester zu geschehen. Es ist keinesfalls zulässig, den Patienten unmittelbar postoperativ zum Transport und zum Umlagern ins Bett einer ungeschulten Hilfskraft zu überlassen, die plötzlich auftretenden Schwierigkeiten nicht gewachsen wäre.

Gerade in dieser Phase, in der der Patient oft mehrfach von Person zu Person weitergeleitet wird, ist es von Bedeutung, daß zu jedem Zeitpunkt Klarheit darüber besteht, wer im Augenblick für den Patienten verantwortlich ist. Anderenfalls kann es allzu leicht vorkommen, daß jeder der Beteiligten im Glauben, ein anderer sei zuständig, seine Überwachungsfunktion vernachlässigt und damit die Sicherheit des Patienten gefährdet. In dieser Situation der Überschneidung von operativer und postoperativer Phase zeigt sich, wie wichtig eine straffe, jede Improvisation vermeidende Organisation ist, die zum Aufgaben- und Verantwortungsbereich des Anaesthesisten zählt.

Hat das Pflegepersonal des Aufwachraumes oder der Krankenstation den Patienten übernommen, so trägt dieses die Verantwortung für seine weitere Überwachung. Der Anaesthesist kann sich nunmehr im Operationstrakt in Ruhe seinem nächsten Fall zuwenden. Voraussetzung ist allerdings, daß das übernehmende Pflegepersonal Gelegenheit besitzt, Bedenken zu äußern oder sogar die Übernahme des Patienten zu verweigern, wenn der Zustand zu Beanstandungen Anlaß gibt.

Nicht selten erscheint der Patient nach der Extubation auf dem Operationstisch völlig unauffällig; trotzdem können im weiteren Verlauf, insbesondere beim Umlagern ins Bett, unerwartet Veränderungen von seiten der Atmung und/oder des Kreislaufs auftreten, die zu Bedenken Anlaß geben. Unter diesen Umständen darf der Anaesthesist den Patienten vor einer Abklärung nicht dem Pflegepersonal zur Weiterleitung auf die Station überlassen, auch wenn er unter starkem Zeitdruck steht, weil der nächste Patient bereits aufgelegt ist und die Operateure mit dem nächsten Eingriff auf ihn warten. Wenn der Aufwachraum sich nicht innerhalb des Operationstraktes befindet, empfiehlt es sich in einem solchen Fall, den Patienten unter der Obhut einer erfahrenen Anaesthesieschwester in unmittelbarer Nähe zu belassen, um ihn zunächst noch unter persönlicher Kontrolle zu behalten. Es gehört ebenso zu den Pflichten eines Anaesthesisten, zur zügigen Abwicklung des Operationsprogrammes beizutragen, wie unter allen Umständen die Sicherheit des Patienten zu gewährleisten. Bei unerwarteten Schwierigkeiten während oder nach der Narkoseausleitung kann es im Hinblick darauf gelegentlich zu einer Pflichtenkollision kommen, wobei klarzustellen ist, daß die Sicherheit des Patienten stets Vorrang vor den Erfordernissen einer zügigen Abwicklung des weiteren Operationsprogrammes hat.

3.9. Die ambulante Narkose

Die Narkose für ambulante Eingriffe verdient alleine dadurch besondere Beachtung, daß das Anaesthesierisiko gegenüber dem Risiko der Operation in der Regel bei weitem überwiegt. Bei ambulanten Patienten kommen im allgemeinen nur Eingriffe geringfügigen Ausmaßes in Frage, deren Komplikationsmöglichkeiten so wenig ins Gewicht fallen, daß man den Patienten nach mehr oder weniger langer, insgesamt aber nur nach Stunden begrenzter Beobachtungszeit nach Hause entlassen kann. Die Allgemeinbetäubung dagegen, die für diesen kurzen Eingriff erforderlich wird, hat grundsätzlich keinen geringeren Risikograd, als dem Durchschnitt entspricht, eher einen größeren (93, 180, 223).

Folgende zusätzliche Risikofaktoren sind zu beachten:

1. Der von der Straße kommende Patient ist aufgeregter als derjenige, der sich bereits in die Klinikatmosphäre eingefügt und eine ruhige, durchschlafene Nacht hinter sich hat.

2. Die Voruntersuchung und Vorbereitung des Patienten erfolgt aus zeitlichen Gründen oft nicht mit der gleichen Gründlichkeit.

3. Die Durchführung einer Prämedikation ist beim ambulanten Patienten nicht immer ebenso optimal möglich - was Zeit und Dosis angeht - wie beim stationären Patienten.

4. Bei der Durchführung der ambulanten Narkose leidet die Sicherheit nicht selten durch unzulängliche personelle oder apparative Bedingungen.

5. Die Frage, wann und unter welchen Bedingungen der Patient nach einer Narkose unbesorgt nach Hause entlassen werden kann, beinhaltet Unsicherheitsfaktoren, wobei die Frage der Verkehrstüchtigkeit eine besondere Rolle spielt.

ad 1. Für einen erfahrenen Anaesthesisten ist es immer wieder beeindruckend festzustellen, um wieviel leichter sich eine Narkoseeinleitung gestaltet, wenn der Patient statt am Tage des Eingriffes bereits am Vorabend stationär aufgenommen und in aller Ruhe für die Narkose und Operation vorbereitet werden konnte. Aus ärztlicher Sicht wird allzu leicht vergessen, daß auch ein Bagatelleingriff für den Patienten ein außergewöhnliches Ereignis und eine ins Gewicht fallende psychische Belastung darstellen kann, vor allem dann, wenn er kurzfristig aus seinem gewohnten Lebensrhythmus herausgerissen, sich plötzlich der ungewohnten Klinikatmosphäre gegenübersieht. Man sollte daher in Grenzfällen nach Möglichkeit die ambulante Narkose zugunsten eines auf 1 oder 2 Tage begrenzten stationären Aufenthaltes vermeiden.

Dort, wo ein stationärer Aufenthalt nicht zu realisieren ist, etwa im Rahmen einer reinen Sprechstundentätigkeit, ist der psychischen Situation des Patienten auf andere Weise Rechnung zu tragen. Ähnlich wie in der Klinik sollte die Narkosevorbereitung in einem gesonderten Raum ohne jede Hektik erfolgen. Keinesfalls dürfen sich Ungeduld und Eile des Arztes und seines Personals auf den Patienten auswirken.

ad 2. Eine Voruntersuchung des Patienten - einschließlich der Erhebung der anaesthesiespezifischen Anamnese - ist in gleichem Umfang und mit der gleichen Sorgfalt durchzuführen, wie wenn es sich um eine größere Operation handelt (6, 103, 282, 293).

Wegen des damit verbundenen unvermeidbaren Zeitaufwandes empfiehlt es sich, bei nicht dringlichen Eingriffen für diesen Teil der Vorbereitung mit dem Patienten einen eigenen Termin einige Tage vor dem geplanten Eingriff zu vereinbaren. Oft scheint der zeitliche Aufwand für die Narkosevorbereitung in keinem vernünftigen Verhältnis zur Kürze und Bedeutung der geplanten Operation zu stehen. Die Gefahr, daß in diesem Bereich ärztliche Sorgfaltspflichten vernachlässigt werden, ist daher besonders groß.

Bei der Narkosevorbereitung des ambulanten Patienten spielt schließlich die Frage des Zeitpunktes der letzten Nahrungsaufnahme eine besonders wichtige Rolle. Anders als bei dem in stationärer Beobachtung befindlichen ist man beim ambulanten Patienten auf die Zuverlässigkeit seiner Angaben angewiesen. Nicht immer sind diese über jeden Zweifel erhaben; das gilt insbesondere auch für die Angaben von Eltern bezüglich ihres Kindes. Der Anaesthesist hat sich daher auf mögliche Zwischenfälle bei der Narkoseeinleitung einzustellen.

ad 3. Selbstverständlich kann eine angemessene Prämedikation erst erfolgen, wenn sich der ambulante Patient unter ärztlicher Kontrolle und angemessener Aufsicht befindet, abgesehen von einem zu verordnenden Schlafmittel für die vorangehende Nacht. Medikamentenauswahl und -dosierung haben einerseits die besondere psychische Situation, andererseits die rasche Wiederherstellung der Straßenfähigkeit des Patienten zu berücksichtigen. Beim ambulanten Patienten sollte auf die Gabe von Atropin nicht verzichtet werden, da Fälle von Kontraindikationen in diesem Bereich wohl kaum vorkommen dürften (6, 223).

Auch die sachgerechte Terminierung der Prämedikation spielt beim ambulanten Eingriff eine wichtige Rolle. Reicht die Zeit für das Wirksamwerden einer intramuskulären Injektion nicht aus, so ist die intravenöse Gabe bei entsprechender Dosisreduktion vorzuziehen.

ad 4. Für die Durchführung einer ambulanten Narkose sind die gleichen Voraussetzungen und Vorsichtsmaßnahmen zu beachten, die auch in der stationären Versorgung für erforderlich gehalten werden. Das gilt insbesondere für die apparative Ausrüstung. Jeder Arzt, der in seiner Sprechstunde regelmäßig ambulante Narkosen durchführt, hat sich dieser Verpflichtung zu unterziehen (282, 284). Hierzu gehört in erster Linie ein betriebsfähiges Narkosegerät und Intubationsinstrumentarium, mit dem notfalls zugleich eine künstliche Beatmung gewährleistet werden kann. Nachdem die Industrie kleine, tragbare Defibrillatoren auf den Markt gebracht hat, sollte zur notwendigen Ausrüstung auch ein solches Gerät gehören, um gegebenenfalls in der Lage zu sein, einen Herzstillstand zu behandeln. Ein Absauggerät ist ebenfalls erforderlich, um einer Aspiration wirksam begegnen zu können.

Mit Ausnahme von Säuglingen und Kleinkindern ist bei jeder Kurznarkose ein venöser Zugang offen zu halten, um erforderlichenfalls ohne Zeitverzug Kreislaufmittel oder andere Pharmaka zuführen zu können. Am besten legt man auch in den Fällen eine intravenöse Infusion an, in denen die Notwendigkeit eines Flüssigkeitsersatzes nicht zu erwarten ist. Die Applikation der intravenösen Narkotica durch die Kanüle der liegenden Infusion vermeidet nämlich am ehesten eine versehentliche intraarterielle Injektion und ihre bekannten Gefahren.

Wird der Anaesthesist zu einer ambulanten Narkose hinzugezogen, so gelten hinsichtlich der Aufgabenverteilung zwischen Operateur und Anaesthesist die bereits geschilderten Grundsätze. Bei der Anaesthesie in der ambulanten Sprechstunde wird es allerdings nicht selten so sein, daß ein und derselbe Arzt Narkose und Eingriff durchführt. Solange ein Mangel an niedergelassenen Fachärzten für Anaesthesie besteht, lassen sich gegen dieses Verfahren keine Einwände erheben. Es setzt allerdings zwingend voraus, daß der betreffende Arzt über ausreichende Kenntnisse und Erfahrungen in der Anaesthesiologie verfügt. Dazu gehören auch Kenntnisse in allen Maßnahmen moderner Wiederbelebung, um evtl. Zwischenfällen wirksam begegnen zu können. Anderenfalls setzt er sich dem Vorwurf des Übernahmeverschuldens aus (282, 284, 293).

Eine weitere Voraussetzung ist die Gegenwart einer zuverlässigen, angemessen unterwiesenen Assistenzkraft, die während des eigentlichen Eingriffes die Überwachung des Patienten und Kontrolle des Narkosegerätes übernimmt. Es versteht sich von selbst, daß im Rahmen eines solchen ärztlichen "Einmannbetriebes" nur wirklich kurzdauernde, auf wenige Minuten begrenzte Eingriffe durchgeführt werden können, deren operative Komplikationsrate erwartungsgemäß gering ist. Kommt es trotz aller geschilderten Vorsichtsmaßnahmen zu einem Zwischenfall, so ist der Patient sofort einer fachgerechten stationären Behandlung zuzuführen, erforderlichenfalls in eine Intensiveinheit einzuweisen. Die Unterlassung der rechtzeitigen Zuziehung eines Fachanaesthesisten bei aufgetretener Narkosekomplikation kann auch bei sonst korrektem Verhalten des beteiligten Arztes zum Vorwurf mangelnder ärztlicher Sorgfalt führen.

ad 5. Selbstverständlich ist die postoperative Überwachung des narkotisierten ambulanten Patienten ebenso sorgfältig durchzuführen wie die des stationären Patienten (37, 103). In der Klinik bietet sich hierfür der anaesthesiologisch geleitete Aufwachraum an. In der Sprechstundenpraxis des niedergelassenen Arztes ist hierfür eine gleichwertige personelle und räumliche Vorsorge zu treffen. Anderenfalls muß auf die Durchführung ambulanter Narkosen verzichtet werden.

Die Wahl des Zeitpunktes, an dem der Patient in häusliche Betreuung entlassen werden kann, ist mit besonderer Verantwortung verbunden. Sie hängt entscheidend von den Bedingungen des Heimtransportes und der häuslichen Verhältnisse ab. Diese sind vor verabfolgter Prämedikation mit dem Patienten zu erörtern, damit man, solange der Patient noch zuverlässige Angaben machen kann, ein konkretes Bild gewinnt.

Bei der Beurteilung des postnarkotischen Zustandes des Patienten ist Straßenfähigkeit von Verkehrstüchtigkeit zu unterscheiden. Der Patient ist straßenfähig, wenn er aus der Narkose erwacht, wieder gehfähig und in der Lage ist, unter der Obhut einer zuverlässigen Begleitperson die Straße zu betreten und sich mit einem Privatwagen oder einem Taxi nach Hause fahren zu lassen. Sollte ausnahmsweise einmal die Entlassung des Patienten vor Eintritt seiner Straßenfähigkeit in Frage kommen, so hat der Heimtransport mit einem Sanitätswagen zu erfolgen.

Im Gegensatz zur Straßenfähigkeit darf von Verkehrstüchtigkeit erst gesprochen werden, wenn der Patient wieder unbeeinträchtigt in der Lage ist, ohne Aufsicht am Straßenverkehr teilzunehmen, sei es als Fußgänger oder als Kraftfahrer. Die Verkehrstüchtigkeit setzt somit eine voll wiederhergestellte Reaktionsfähigkeit des Patienten voraus. Sie ist in der Regel erst nach 24 Std wieder erreicht, da die meisten verwendeten Narkosemittel (Barbiturate, Halothan u. a.) in der Muskulatur bzw. im Fettgewebe des Organismus gespeichert werden und nach dem Erwachen aus der Narkose subklinische Blutspiegel unterhalten, die zwar nicht das Bewußtsein, wohl aber die Reaktionsfähigkeit des Patienten beeinträchtigen (55, 56, 57, 58, 156, 246). Da der Betroffene - ähnlich wie nach Alkoholgenuß - diese Beeinträchtigung der Reaktionsfähigkeit im allgemeinen nicht empfindet, ist es besonders wichtig, ihn vorher, d. h. vor der Verabreichung der Prämedikation, eindringlich auf die Tatsache hinzuweisen, daß er 24 Std lang nicht verkehrstüchtig ist. Um sich als Arzt vor Regreßansprüchen im Falle eines Verkehrsunfalles zu schützen, empfiehlt es sich, diese Aufklärung in schriftlicher Form vorzunehmen und vom Patienten durch Unterschrift bestätigen zu lassen (93, 282). Wir verwenden für diesen Zweck ein Doppelformular, dessen eine Hälfte dem Patienten zur Erinnerung ausgehändigt wird; der andere vom Patienten unterschriebene Teil verbleibt als Beleg bei den Unterlagen der Anaesthesieabteilung.

Wird der Patient von Angehörigen begleitet, so sollten auch diese auf die Dauer der beeinträchtigten Verkehrstüchtigkeit hingewiesen werden.

Das Risiko der ambulanten Narkose liegt insbesondere in der Bagatellisierung ihrer Gefahren. Die bekannte Sentenz: "Es gibt wohl eine kleine Chirurgie, nicht aber eine kleine Anaesthesie" (12, 270) läßt sich zur Verdeutlichung abwandeln in den Satz: "Man kann zwar von "Bagatelleingriffen" sprechen, niemals aber von einer "Bagatellnarkose". Wie schon ausgeführt, erscheinen dem Unbefangenen, nicht selten auch dem beteiligten Operateur, die vom Anaesthesisten für erforderlich gehaltenen Vorbereitungs- und Vorbeugungsmaßnahmen im Hinblick auf die geringe Ausdehnung und Komplikationsrate des geplanten Eingriffs als bei weitem überzogen.

Vergessen wird dabei allzu leicht, daß gerade die ambulante "Gelegenheitsnarkose" ein im Vergleich zum Anlaß relativ hohes Risiko beinhaltet (132, 184). Nichts ist so tragisch wie der schwere Narkosezwischenfall bei einem gesunden Patienten, der - sozusagen im Vorbeigehen - etwa wegen einer Bagatellverletzung den Arzt aufgesucht hat. Darüber hinaus ist "die Gefahr, wegen eines (angeblichen) Kunstfehlers vom Patienten oder dessen Angehörigen zur Verantwortung gezogen zu werden, für den Arzt umso größer, je schwerer der Zwischenfall und je kleiner der Eingriff ist" (282, 284).

Die Bedeutung der ambulanten Narkose kommt im angloamerikanischen Schrifttum durch die relativ große Anzahl von Publikationen über Narkosen für zahnärztliche Eingriffe zum Ausdruck (62, 233, 260, 268, 309). Weil in der zahnärztlichen Praxis in Deutschland bisher noch die Lokalanaesthesie vorherrscht, spielen die Bedingungen der ambulanten Sprechstundennarkose im deutschen Schrifttum noch nicht die gleiche Rolle. Mit einer Zunahme freipraktizierender Anaesthesisten ist in Zukunft aber auch bei uns mit einem Frequenzanstieg ambulanter Narkosen zu rechnen (167).

3.10. Die Lokalanaesthesie

Mit Recht gelten die Verfahren der Lokalanaesthesie gegenüber der Allgemeinanaesthesie als risikoärmer (85). Nachdem unter dem Eindruck des Fortschritts der modernen Narkoseverfahren die Technik der Lokalanaesthesie etwas in den Hintergrund gedrängt worden war und über einige Jahre im größeren Maßstab regelmäßig nur dort angewandt wurde, wo ein Fachanaesthesist nicht zur Verfügung stand, hat sich die Anaesthesiologie nunmehr dieser Techniken nach längerer Vernachlässigung wieder erinnert und wendet auch sie nunmehr regelmäßig an. Die Vorteile gegenüber der Narkose liegen auf der Hand: Bewußtsein und Vitalfunktionen des Patienten bleiben - von Zwischenfällen abgesehen - erhalten. Die Überwachung des Patienten ist daher weniger anspruchsvoll, eine Geräteüberwachung entfällt überhaupt. Das bedeutet, daß die Patientenüberwachung in aller Regel durch kompetentes Pflegepersonal erfolgen kann und somit der Anaesthesist für die Dauer des Eingriffs nicht fest an den Operationstisch gebunden ist, falls er über zuverlässiges Assistenzpersonal verfügt. Darüber hinaus gilt aus dem gleichen Grunde dort, wo Anaesthesie und Operation in Personalunion von einem Arzt vorgenommen werden müssen, die Lokalanaesthesie bei geeigneten, nicht zu ausgedehnten Eingriffen als das Verfahren der Wahl (106).

Für die Erörterung der Sorgfaltspflichten ist es unerheblich, ob die Lokalanaesthesie vom Operateur oder vom Anaesthesisten durchgeführt wird. Bei Anwesenheit eines Anaesthesisten am Krankenhaus ist es im allgemeinen üblich, daß operationsfeldnahe Infiltrationsanaesthesien vom Operateur, operationsfeldferne Leitungsanaesthesien, insbesondere Plexus- und rückenmarksnahe Anaesthesien, vom Anaesthesisten übernommen werden. Wie auch immer die Arbeitsteilung vollzogen wird, stets trägt derjenige Arzt die Verantwortung, der das Verfahren anwendet.

Auch die Durchführung einer Lokalanaesthesie setzt ein entsprechendes Maß an Kenntnissen und Erfahrungen voraus. Hierzu gehören insbesondere pharmakologische Kenntnisse über die Maximaldosis der gebräuchlichen Lokalanaesthetica, über mögliche Nebenwirkungen und Erfahrung in der Behandlung von Zwischenfällen (295). Hierzu gehört auch, daß die jeweilige Technik der Lokalanaesthesie beherrscht wird und die Gebote der Asepsis exakte Beachtung finden.

Es darf nicht übersehen werden, daß auch die Lokalanaesthesie ein zahlenmäßig belegbares Risiko beinhaltet (62, 119, 123, 145, 153, 154, 167, 197, 198, 205, 223, 237, 248). Wenn auch die Komplikationsrate rein statistisch geringer ist als die der Allgemeinanaesthesie, so kann ein Zwischenfall beim einzelnen Patienten doch ähnlich schwer oder sogar tödlich verlaufen. Als Ursachen sind insbesondere zu nennen: Überdosierung, versehentliche intravasale Injektion, beschleunigte Resorption insbesondere im entzündlich-hyperämisierten Gewebe, Allergie bzw. Idiosynkrasie. Komplikationen können auftreten als Kreislaufkollaps, anaphylaktischer Schock, Atemdepression, motorische Unruhe bis zu Krämpfen. Als Spätkomplikationen kommen Infektionen infolge mangelnder Asepsis oder fehlerhafter Indikationsstellung in Frage, die insbesondere bei rückenmarksnahen Anaesthesien fatale Folgen haben können. Schließlich sind spezielle Komplikationen im Zusammenhang mit bestimmten Techniken zu erwähnen, wie das Auftreten eines Pneumothorax bei der supraclaviculären Plexusanaesthesie oder die periphere Atemlähmung bei zu hoher Lumbalanaesthesie. Auch der Kreislaufkollaps bei der Lumbalanaesthesie infolge Sympathicusausschaltung verdient Beachtung. Ganz besonders drastisch ist die Symptomatik, wenn eine für eine Periduralanaesthesie vorgesehene Dosis versehentlich intralumbal injiziert wird.

In der Regel ist das Auftreten eines Zwischenfalles im Gefolge einer Lokalanaesthesie ebensowenig wie bei einer Allgemeinanaesthesie ohne weiteres mit einem ärztlichen Sorgfaltsmangel gleichzusetzen. Vielmehr gehört die Möglichkeit einer Komplikation auch hier zum immanenten Risiko des Verfahrens. Es zählt aber zu den ärztlichen Pflichten, mögliche Zwischenfälle in Rechnung zu stellen, sich auf sie vorzubereiten und ihnen wirksam begegnen zu können (37, 295).

Der Umfang der erforderlichen Vorsorgemaßnahmen richtet sich dabei nach dem Gewicht der Anaesthesietechnik. Wenn oben gesagt wurde, daß es keine risikoärmere "kleine Narkose" oder "Bagatellnarkose" gibt, so läßt sich dieser Grundsatz nur bedingt auf die Lokalanaesthesie übertragen. Hierbei gibt es in Abhängigkeit von der Gesamtdosis und der angewandten Technik Unterschiede in der Häufigkeit und Schwere von Komplikationen, denen sich auch die Vorsorgemaßnahmen anzupassen haben. Es ist nicht das gleiche, ob sich ein Arzt - etwa in seiner Praxis - auf kleinere Infiltrationsanaesthesien zur Vornahme geringfügiger Bagatelleingriffe beschränkt, oder ob er regelmäßig auch Lumbal- bzw. Periduralanaesthesien ausführt. Zwar kann auch bei einer kleineren Infiltrationsanaesthesie einmal ein Zwischenfall auftreten, das Risiko ist aber geringer als die Komplikationsmöglichkeiten einer Lumbal- bzw. Periduralanaesthesie. Dementsprechend sind auch die erforderlichen Vorsorgemaßnahmen zu differenzieren.

Unter der Voraussetzung einer regelmäßigen Beschränkung auf kleinere Infiltrationsanaesthesien (einschließlich kleiner, operationsfeldnaher Leitungsanaesthesien) genügt es, wenn der Arzt in der Lage ist, einem anaphylaktischen Schock, einem Kreislaufkollaps und im äußersten Falle einem Atemstillstand durch Beutelbeatmung in der ersten Phase dieser Komplikation zu begegnen. Er muß wenigstens einen bedrohlichen Zustand solange überbrücken können, bis fachanaesthesiologische Hilfe oder eine Klinikeinweisung erfolgt. Dabei ist auch von Bedeutung, daß die für diese operationsfeldnahen Lokalanaesthesien nach Art und Größe in Frage kommenden Eingriffe notfalls in jedem Stadium ohne größeren Nachteil für den Patienten abgebrochen werden können. Dies trifft nicht immer für Eingriffe zu, die in Plexus- oder sogar in Lumbalanaesthesie durchgeführt werden. Wegen der dieser Technik eigenen, unvermeidlichen Versagerquote sowie der Möglichkeit eines unerwartet raschen Abklingens der Wirkung muß man darauf vorbereitet sein, den Eingriff notfalls in Allgemeinanaesthesie fortzusetzen oder beenden zu können. Auch die Schwere möglicher Zwischenfälle verlangt die Möglichkeit der Intubation, einer längerdauernden Beatmung ebenso wie die unverzügliche Gabe von Plasmaexpandern durch intravenöse Infusion (295).

Ebenso differenziert wie bei der instrumentellen und apparativen Ausrüstung ist bei der Vorbereitung des Patienten zu verfahren. Zunächst einmal gelten auch hier dieselben Grundsätze wie bei jeder anderen Anaesthesie. Keinesfalls darf der Patient "unbesehen" einer Lokalanaesthesie unterzogen werden. Insbesondere ist auf eine sorgfältige anamnestische Erhebung Wert zu legen, die vor allem die Frage nach allergischen Vorerkrankungen zu berücksichtigen hat. Auch bei der Lokalanaesthesie ist dem Zustand von Herz und Kreislauf Beachtung zu schenken, vor allem dann, wenn dem Lokalanaestheticum Adrenalin zugegeben werden soll. Dagegen kann die für eine Narkose so elementare Frage der Nahrungskarenz bei kleineren Lokalanaesthesien vernachlässigt werden. Auch eine Prämedikation ist nicht in jedem Fall erforderlich, sollte aber zur psychischen Schonung dann in Erwägung gezogen werden, wenn der Patient einen aufgeregten Eindruck macht. Allerdings sind hierbei die Auswirkungen auf die Verkehrstüchtigkeit nach beendetem Eingriff zu beachten. Bei kleineren Infiltrations- und operationsfeldnahen Leitungsanaesthesien bedarf es auch keiner speziellen Überwachung durch eine eigens hierfür eingeteilte Assistenzperson. Allerdings empfiehlt sich ein fortlaufender Gesprächskontakt zwischen Operateur und Patient, um Änderungen der Bewußtseinslage nicht zu übersehen. Auch ist der Operateur selbstverständlich verpflichtet, immer einmal wieder den Blick vom Operationsfeld zum Patienten zu wenden, um Veränderungen im Zustand des Patienten rechtzeitig zu erkennen.

Ganz andere Voraussetzungen liegen vor bei der Durchführung großflächiger Infiltrationsanaesthesien (die aber heute nur noch selten zur Anwendung gelangen) sowie bei operationsfeldfernen Regionalanaesthesien, insbesondere bei der Lumbal- und Periduralanaesthesie. Die Vorbereitung des Patienten hat hier nach denselben Grundsätzen wie für eine Narkose zu erfolgen. Insbesondere ist die gleiche Nahrungskarenz zu fordern, sofern die Dringlichkeit des Eingriffes nicht ein anderes Verhalten erzwingt. Wie schon erwähnt, ist die Notwendigkeit zu berücksichtigen, bei ungenügender Schmerzausschaltung den Eingriff in Narkose fortführen zu müssen. Auf der anderen Seite ist stets auch die Möglichkeit eines Zwischenfalls zu beachten, bei dem es ebenfalls im nicht nüchternen Zustand zum Erbrechen und zur Aspiration kommen könnte. Ähnlich wie bei Narkosen sollte auch vor Lumbal- und Periduralanaesthesien auf eine Prämedikation mit einem Sedativum und Vagolyticum nicht verzichtet werden (106).

Im Gegensatz zu den vorerwähnten kleineren Lokalanaesthesien ist der Patient in Lumbal- bzw. Periduralanaesthesie durch eine hierfür eingeteilte, speziell unterwiesene Assistenzperson fortlaufend zu überwachen. Diese Überwachung beinhaltet die regelmäßige Messung von Pulsfrequenz und Blutdruck sowie die Beobachtung der Spontanatmung. Immer ist vor Beginn der Anaesthesie eine intravenöse Infusion anzulegen, damit einem auftretenden Kreislaufkollaps ohne Zeitverzug begegnet werden kann und die Möglichkeit besteht, intraoperative Flüssigkeitsverluste zu ersetzen, ohne daß der Arzt hierfür seine Operation unterbrechen muß. Dies ist selbstverständlich unvermeidlich, wenn ein Zwischenfall auftritt, der alleine durch Anweisungen an die anwesende Anaesthesieschwester nicht beherrschbar ist.

Daß der für die Anaesthesie verantwortliche Arzt zur Begegnung schwerer Zwischenfälle die Technik der Intubation und kontrollierten Beatmung beherrschen muß, wurde in anderem Zusammenhang bereits erwähnt. Die Anwendung einer Lumbal- bzw. Periduralanaesthesie setzt somit auch stets das Vorhandensein eines funktionstüchtigen Narkosegerätes voraus. Dies ist schon deswegen erforderlich, weil beim Auftreten von Krämpfen im Gefolge eines lokalanaesthesiebedingten Zwischenfalles die kurzfristige Muskelrelaxierung, Intubation und Beatmung die Therapie der Wahl darstellt. Auch ein Defibrillator sollte sich in erreichbarer Nähe befinden.

Im Regelfall ist der Patient nach kleineren Infiltrations- und operationsfeldnahen Leitungsanaesthesien in seiner Verkehrstüchtigkeit nicht eingeschränkt, sofern er keine die Reaktionsfähigkeit beeinträchtigende Prämedikation erhalten hat; er kann somit unbedenklich nach Hause entlassen werden. Die gleichen Voraussetzungen dürften wohl immer auch nach einer Plexusanaesthesie gegeben sein, sofern die Motorik des Armes nicht mehr wesentlich eingeschränkt ist und keine Komplikationen aufgetreten sind.

Eine so frühzeitige Entlassung des Patienten verbietet sich selbstverständlich bei Lumbal- und Periduralanaesthesien wegen der vorangegangenen Prämedikation, der längerdauernden Beeinträchtigung der Motorik der unteren Extremitäten und in der Regel wohl auch durch die Ausdehnung des durchgeführten Eingriffes. Bei Lumbalanaesthesien ist darüber hinaus die Notwendigkeit einer 24-stündigen strengen Bettruhe zu beachten, um ein Liquorverlustsyndrom zu vermeiden.

Zweifellos ist der Patient postoperativ aber doch nicht so gefährdet wie nach einer Narkose, da er in seiner Bewußtseinslage nicht beeinträchtigt und im Vollbesitz seiner Schutzreflexe ist. Bis zum Abklingen der lokalanaesthetischen Wirkung bedarf es lediglich einer gewissen Kreislaufüberwachung. Wichtig ist, daß der Patient über die vorübergehende Lähmung der unteren Extremitäten unterrichtet worden ist und ohne fremde Hilfe nicht eher wieder aufsteht, ehe nicht nur die Motorik, sondern auch die Tiefensensibilität der Beine wieder hergestellt ist, da er sonst infolge mangelnder Bewegungskoordinationsfähigkeit stürzen und sich verletzen kann.

3.11. Die postoperative Überwachung

Mit dem Ende der Operation und der Ausleitung des Anaesthesieverfahrens findet die Zuständigkeit des Anaesthesisten keineswegs ihren Abschluß. Der Anaesthesist bleibt im Rahmen seines fachspezifischen Aufgabenbereiches vielmehr so lange für den Patienten verantwortlich, so lange noch Auswirkungen des Betäubungsverfahrens eine Gefährdung bedingen können. Im Abschnitt "Risiko der Anaesthesie" ist zahlenmäßig belegt, in welchem Umfange gerade die postoperative Phase mit Komplikationen belastet ist. Der Grund hierfür ist nicht zuletzt darin zu suchen, daß besonders in dieser Phase leicht Kompetenzlücken auftreten können, wenn die Zuständigkeit zwischen Operateur und Anaesthesist sowie zwischen deren Assistenzpersonal nicht eindeutig geklärt und abgegrenzt ist, sondern ohne feste Regeln mehr oder weniger fliessend ineinander übergeht (12, 64).

Die beste organisatorische Regelung ist dort gegeben, wo ein Aufwachraum vorhanden ist, in dem zunächst einmal alle Patienten, die einem Betäubungsverfahren unterzogen wurden, Aufnahme finden. Hier verbleibt der Patient, bis er vollständig aus der Narkose erwacht, wieder im Vollbesitz seiner Schutzreflexe ist und keine Komplikationen von seiten der Atmung und des Kreislaufs mehr drohen (202).

Der Aufwachraum untersteht mit seinem Personal dem Anaesthesisten. Die Patientenüberwachung erfolgt durch entsprechend unterwiesene Anaesthesieschwestern. Die ständige Anwesenheit eines Arztes ist nicht erforderlich, jedoch muß ein Anaesthesist stets rufbereit verfügbar sein. Es versteht sich von selbst, daß der Aufwachraum mit allen notwendigen Instrumenten und Geräten auszustatten ist, um plötzlich auftretenden Komplikationen begegnen und notfalls Wiederbelebungsmaßnahmen durchführen zu können (82).

Meistens befindet sich der Aufwachraum innerhalb der Operationsabteilung, so daß alleine schon durch diese räumliche Zuordnung ärztliche Präsenz und apparative Voraussetzungen garantiert sind. Es ist aber auch denkbar, daß der Aufwachraum im Rahmen einer unter anaesthesiologischer Leitung stehenden Intensivpflegeeinheit betrieben wird. Bei dieser Organisationsform sind ärztliche Versorgung und apparative Ausrüstung mindestens ebenso gut gewährleistet. Doch muß hierbei dem Übergang des Patienten vom Operationssaal zum Aufwachraum besondere Sorgfalt gewidmet werden, damit auf dem Transportweg keine Überwachungslücken entstehen. Hinsichtlich der räumlichen Zuordnung erscheint es wichtig, daß dieser Weg nicht zu lang ist und nach Möglichkeit keine Notwendigkeit zur Benutzung von Aufzügen gegeben ist (128, 272).

Die Beaufsichtigung des Umlagerns des Patienten vom Operationstisch in das fahrbare Bett und die Übergabe an das aufsichtsführende Personal sollte durch den Anaesthesisten persönlich erfolgen. Postoperative Anordnungen sind schriftlich auf dem Anaesthesieprotokoll zu vermerken.

Schleusensysteme zwischen Operationsabteilung und Aufwachraum mögen die hygienischen Bedingungen des Operationsbereiches verbessern; sie verhindern aber eine nahtlose Überwachungskontrolle und vermindern daher aus anaesthesiologischer Sicht die Sicherheit des Patienten, was in der Literatur bisher nicht genügend zum Ausdruck gebracht wurde. Beim Bau neuer Operationseinheiten oder dem Umbau älterer Anlagen sollten daher hygienische und anaesthesiologische Belange sorgfältig gegeneinander abgewogen werden.

Während der Überwachung im Aufwachraum ist vom Anaesthesiepersonal eine Puls-Blutdruckkurve zu führen; die Ausführung ärztlicher Anordnungen und Besonderheiten des Verlaufs sind schriftlich zu vermerken. Die Entlassung aus dem Aufwachraum erfolgt grundsätzlich nur auf ärztliche Anordnung; der zuständige Anaesthesist hat sich dabei durch eigenen Augenschein ein Bild vom regulären Zustand des Patienten zu verschaffen. Es empfiehlt sich, hierüber einen eigenhändigen Vermerk mit Angabe der Uhrzeit auf dem Überwachungsprotokoll zu machen, damit bei später auftretenden Komplikationen die Zuständigkeitsverhältnisse klar dokumentiert sind. Für den gesamten Funktionsablauf im Aufwachraum sollte eine schriftliche Dienstanweisung vorliegen.

Mit der Verlegung des Patienten aus dem Aufwachraum auf die Krankenstation enden Zuständigkeit und Verantwortung des Anaesthesisten, die nunmehr in die Hände des Operateurs übergehen. Wird der Anaesthesist von diesem nicht mehr in Anspruch genommen, so kann er davon ausgehen, daß - zumindest im Zusammenhang mit dem Anaesthesieverfahren - auch im weiteren Verlauf keine Komplikationen mehr aufgetreten sind (239). Ungebeten sich auch weiterhin des Patienten anzunehmen, kann zu Kompetenzüberschneidungen und damit zu Streitigkeiten führen, wenn eine solche Regelung nicht ausdrücklich zwischen Operateur und Anaesthesist generell oder für den Einzelfall vereinbart wurde.

Schwieriger liegen die Verhältnisse dort, wo kein Aufwachraum vorhanden ist. Hier ist eine klare Abgrenzung der Zuständigkeit und Verantwortung von Operateur und Anaesthesist kaum möglich (184). Sofern der frischoperierte Patient nicht unmittelbar vom Operationssaal auf eine Intensiveinheit gelangt, muß der Anaesthesist ihn zur weiteren Überwachung dem Pflegepersonal der Allgemeinstation überantworten. Dieses Personal ist in der Regel nicht speziell anaesthesiologisch unterwiesen und es untersteht primär dem Operateur und nicht dem Anaesthesisten. Es liegt daher in der Verantwortung des Operateurs, in seinem Organisationsbereich den Weisungen des Anaesthesisten bezüglich der unmittelbaren postoperativen Überwachung Geltung zu verschaffen.

Daß eine solche Überwachung ganz abgesehen von der unzulänglich regelbaren personellen Zuständigkeit alleine schon wegen der räumlichen Verhältnisse auf einer allgemeinen Krankenstation kaum die notwendigen Voraussetzungen erfüllen kann, liegt auf der Hand. Daher gehört es zu den Organisationspflichten des Krankenhausträgers, diese Voraussetzungen durch das Einrichten eines Aufwachraumes zu schaffen (238, 280). Operateur und Anaesthesist sollten gegebenenfalls gemeinsam den Krankenhausträger in schriftlicher Form auf diese Notwendigkeit hinweisen. Eine solche Einrichtung ist umso eher zumutbar, als sie - etwa im Vergleich zu einer Intensiveinheit - nur relativ geringe räumliche und apparative Aufwendungen mit sich bringt und personell eher eine Entlastung als eine zusätzliche Belastung darstellt. Ohne Aufwachraum bleibt die notwendige postoperative Patientenbetreuung eine Improvisation, die, so gut es geht, in gegenseitiger Absprache von Operateur und Anaesthesist gemeinsam gelöst werden muß, ohne daß es möglich wäre, hierfür feste Regeln aufzustellen.

Am wenigsten organisatorische Probleme sind dann vorhanden, wenn der Patient vom Operationssaal unmittelbar auf eine Intensiveinheit verlegt wird. Da eine interdisziplinäre operative Intensiveinheit in der Regel unter der Leitung des Anaesthesisten steht, verbleibt der Patient in ununterbrochener anaesthesiologischer Betreuung und unter der fortlaufenden Aufsicht des besonders geschulten Pflegepersonals der Anaesthesieabteilung.

Postoperative Zwischenfälle und ihre Behandlung fallen so lange in die Verantwortlichkeit des Anaesthesisten, so lange sich der Patient im anaesthesiologischen Organisationsbereich (Operationssaal, Aufwachraum, Intensiveinheit) befindet. Der Anaesthesist hat durch generelle Anweisungen und organisatorische Vorsorge die Voraussetzungen zu schaffen, die notwendig sind, solchen Zwischenfällen erfolgreich zu begegnen.

Da - zumindest im ersten Augenblick - nicht immer klar zwischen einer anaesthesiologisch und einer operativ bedingten Komplikation unterschieden werden kann, empfiehlt es sich, bei auftretenden Schwierigkeiten auch den Operateur hinzuzuziehen, um ihm ebenfalls Gelegenheit zu geben, aus seiner Sicht erforderliche Maßnahmen zu veranlassen. Einen wichtigen Faktor der unentbehrlichen Vertrauensbasis zwischen Operateur und Anaesthesist stellt die Gewißheit dar, daß jeder den anderen unverzüglich von ihn berührenden Vorkommnissen informiert (306). Beide Partner müssen sich gegenseitig darauf verlassen können, daß alles glatt verläuft, sofern keine gegenteilige Benachrichtigung erfolgt. Die interdisziplinäre Zusammenarbeit regelt sich somit auch in der postoperativen Phase nach dem gleichen Vertrauensgrundsatz, der in der prä- und intraoperativen Phase Grundlage der Zusammenarbeit darstellt.

4. Die Wertung des Anaesthesiezwischenfalles

In den vorangehenden Ausführungen wurde dargestellt, daß jedes Anaesthesieverfahren wie alle anderen in die körperliche Integrität eingreifenden diagnostischen oder therapeutischen Maßnahmen Risikofaktoren beinhaltet, die den Anaesthesisten zu bestimmten Sorgfaltsregeln verpflichten. Diese Risikofaktoren lassen sich in individuell vorgegebene, vom Zustand des Patienten abhängige und methodisch-generelle, vom Verfahren abhängige, einteilen. Dementsprechend konzentrieren sich die Sorgfaltspflichten des Anaesthesisten einerseits darauf, durch Voruntersuchung und Vorbehandlung des Patienten sowie durch Auswahl eines adäquaten Verfahrens bestmögliche Voraussetzungen herzustellen, andererseits durch Bereitstellen der erforderlichen Instrumente und Apparaturen sowie durch lückenlose Überwachung von Patient und Gerät und nicht zuletzt durch eine Steigerung seines eigenen Leistungsstandes einen möglichst hohen methodischen Sicherheitsgrad zu gewährleisten. Trotzdem wird es auch dem gewissenhaftesten und erfahrensten Anaesthesisten niemals gelingen, das Anaesthesierisiko auf 0% zu senken. In Abhängigkeit vom Zustand des Patienten, von der Art und Schwere des operativen Eingriffes, der Perfektion der technischen Einrichtungen und nicht zuletzt auch den individuellen Kenntnissen und Erfahrungen des Anaesthesisten bleibt im wechselnden Umfange ein immanentes Anaesthesierisiko bestehen, das statistisch erfaßbar ist.

Was die Schwere möglicher Anaesthesiekomplikationen angeht, so reicht sie von der harmlosen kurzfristigen Heiserkeit nach Intubation bis zum tödlichen Herzstillstand. Innerhalb des Komplikationsspektrums steht jedoch - anders als bei den meisten sonstigen diagnostischen oder therapeutischen Eingriffen - in der Anaesthesiologie der akut auftretende, unmittelbar lebensbedrohliche Zwischenfall im Vordergrund. Seine Konsequenzen sind in erster Linie vom unverzüglichen ärztlichen Handeln abhängig, was an die Geistesgegenwart und das Reaktionsvermögen des Anaesthesisten besonders hohe Anforderungen stellt.

Welches Risiko damit zugleich auch auf den Anaesthesisten selbst zukommt, haftungsmäßig in Anspruch genommen zu werden, zeigt die nordamerikanische Versicherungsstatistik. Der Häufigkeit nach nehmen dort die Schadensfälle durch Anaesthesiekomplikationen den vierten Platz ein (245, 249, 250, 251, 252). Der Höhe nach erreichen sie in Einzelfällen Beträge von 1,5 Millionen Dollar (13).

In der Bundesrepublik Deutschland scheint sich eine ähnliche Entwicklung anzubahnen, jedenfalls was den Anstieg der Versicherungsprämien für Anaesthesisten angeht (138, 140, 225, 245).

Aus den geschilderten Tätigkeitsmerkmalen des Anaesthesisten ergibt sich darüber hinaus, daß er in besonderer Weise der Gefahr ausgesetzt ist, strafrechtlich in Anspruch genommen zu werden. Dabei geht es um die Tendenz, den Exitus in tabula des organgesunden Patienten schlechthin als "nicht natürlichen Tod" zu werten und damit den Tod in Narkose mit dem Tod an Narkose gleichzusetzen. Mit einer solchen Wertung würde jeder tödliche Anaesthesiezwischenfall automatisch zum Gegenstand eines staatsanwaltschaftlichen Ermittlungsverfahrens.

Der Auffassung, bei jedem tödlichen Anaesthesiezwischenfall eines organgesunden Patienten bereits Anzeichen für einen "nicht natürlichen Tod" als gegeben anzusehen, würden nach dem Bestattungsrecht bedeutende Konsequenzen folgen: So ist nach dem Wortlaut des Bayerischen Bestattungsgesetzes vom 24. September 1970[1] (BestG. Art. 18, Absatz 1, Nrn. 3 bis 5) jeder Arzt, also insbesondere auch jeder Pathologe verpflichtet, Anzeichen für eine nicht natürliche Todesursache unverzüglich der Polizei oder Staatsanwaltschaft zu melden. Er darf in einem solchen Fall nicht obduzieren und muß gegebenenfalls eine begonnene Obduktion sofort unterbrechen.

In der Praxis könnte dies zur Folge haben, daß kaum eine Pathologe mehr zu einer Sektion bereit wäre, wenn zu vermuten ist, daß der Tod mittelbar oder unmittelbar mit einem Anaesthesieverfahren im Zusammenhang stehen könnte, zumal vor der Obduktion nicht immer zuverlässig bekannt ist, ob der Patient organgesund war oder nicht. Dadurch steht der Anaesthesist nicht selten vor der Alternative, auf eine Obduktion zu verzichten oder eine gerichtliche Sektion zu beantragen. Da er aber immer an einer Aufklärung der Todesursache interessiert sein muß, schon um einem späteren Vorwurf der Vertuschung zu begegnen, bleibt ihm oft keine Wahl, als den zweiten Weg zu gehen (1, 223). Hiermit aber räumt er zugleich die Möglichkeit eines durch ihn zu vertretenden strafrechtlichen Tatbestandes ein, was einer Selbstanzeige nahekommt, die gerade den gewissenhaften, um Aufklärung bemühten Anaesthesisten in eine unzumutbare Situation geraten läßt (186).

Um solchen Tendenzen keinen Raum zu geben, wäre zunächst einmal festzustellen, daß nicht jeder Tod in Narkose ein Tod an Narkose ist (12, 164, 223, 226).

Es sind zahlreiche Komplikationen denkbar, die in zeitlicher Koinzidenz mit einer Narkose ohne ursächlichen Zusammenhang mit ihr auftreten können, etwa eine Lungenembolie oder ein Herzinfarkt in tabula (308).

Aber selbst bei einem Kausalzusammenhang zwischen tödlicher Komplikation und Anaesthesieverfahren wäre es eine evidente Verkennung der Grenzen menschlicher Leistungsfähigkeit des Anaesthesisten einerseits sowie der Belastbarkeit des Patienten andererseits, wenn man stets ein Verschulden als kausal ansehen

---

[1] GVBl. S. 417, ber. S. 521

wollte (228). Vorrangig besteht die Möglichkeit, ja die Wahrscheinlichkeit, daß sich die immanenten Risiken ausgewirkt haben, die auch beim anscheinend organgesunden Patienten keineswegs stets voraussehbar und immer beherrschbar sind, wie etwa Zwischenfälle aufgrund einer Allergie, Idiosynkrasie, kardialer Synkopen u. a.

In jedem Einzelfall wäre zunächst zu prüfen, ob und welcher ärztlicher Sorgfaltsmangel mit dem Zwischenfall in einen ursächlichen Zusammenhang zu bringen ist. Kann dem verantwortlichen Anaesthesisten ein derartiger Sorgfaltsmangel nicht nachgewiesen werden, so ist ein tödlicher Anaesthesiezwischenfall auch bei einem primär organgesunden Patienten eben kein "nicht natürlicher Tod" und der Zwischenfall in den Rahmen des immanenten Anaesthesierisikos einzuordnen. In Zweifelsfällen ist zunächst allenfalls eine "ungeklärte Todesursache" anzunehmen, bis eine Prüfung der näheren Umstände eine definitive Einstufung in "natürlicher Tod" oder "nicht natürlicher Tod" gestattet (116).

Allerdings kann eine solche Deklarierung in der Regel nicht vom Obduktionsergebnis alleine abgeleitet werden; sie hängt ebenso auch vom Ergebnis einer Überprüfung der Bedingungen ab, unter denen die Anaesthesie durchgeführt wurde (184). Damit liegt auf der Hand, daß der Pathologe durch die Auflage überfordert ist, alleine die Feststellung treffen zu sollen, ob im Zusammenhang mit einem durchgeführten Anaesthesieverfahren eine unnatürliche Todesursache anzunehmen ist oder nicht. Vielmehr ist eine solche Feststellung, gleichgültig durch wen diese erfolgt, nur in Verbindung mit der Begutachtung der klinischen Umstände durch einen anaesthesiologischen Sachverständigen möglich.

Dieser hat an Hand der vorstehend dargestellten Sorgfaltsregeln insbesondere zu prüfen:

1. Ist eine anamnestische und diagnostische Voruntersuchung des Patienten erfolgt?

2. Sind erforderliche therapeutische Maßnahmen im Rahmen der Vorbehandlung zur Verbesserung des Allgemeinzustandes durchgeführt worden?

3. Ist die Wahl des Zeitpunktes für die Operation oder die Wahl des Anaesthesieverfahrens zu beanstanden?

4. Standen die erforderlichen Instrumente und Geräte zur Verfügung; befanden sich die technischen Einrichtungen in einem betriebsbereiten und betriebssicheren Zustand?

5. Ist die Anwendung der verwendeten Medikamente und Narkosemittel fachgerecht und in angemessener Dosierung erfolgt?

6. Sind die für die spezifische Situation geltenden Kunstregeln beachtet worden?

7. War intra- und postoperativ eine lückenlose Patientenüberwachung gewährleistet?

8. Ist den sich abzeichnenden Komplikationen durch adäquate Maßnahmen zeitgerecht und fachgerecht begegnet worden?

9. Sind nach dem Zwischenfall die notwendigen therapeutischen Konsequenzen gezogen worden?

Der Sachverständige, der sich mit der Aufklärung eines Anaesthesiezwischenfalles befaßt, hat dabei stets zwei Gesichtspunkte zu beachten:

1. Er muß den Sachverhalt ex ante beurteilen, d. h. er muß die Erkenntnismöglichkeiten zugrunde legen, die dem betroffenen Arzt vor dem Ereignis zur Verfügung standen.

2. Er muß die äußeren Umstände berücksichtigen, unter denen das Anaesthesieverfahren durchzuführen war, wobei insbesondere die Dringlichkeit des Eingriffes und die zur Verfügung stehenden Hilfsmittel zu bewerten sind.

Erst wenn sich an Hand dieser Kriterien nach der obigen Systematik ein Sorgfaltsmangel nachweisen läßt, kann von einem objektiv fehlerhaften Verhalten des Anaesthesisten gesprochen werden (177, 223, 224). Besteht zwischen diesem Fehlverhalten und der in Frage stehenden Komplikation ein nachweisbarer Kausalzusammenhang, so sind die Voraussetzungen einer zivilrechtlichen Haftung gegeben. Ein strafrechtlicher Vorwurf setzt darüber hinaus voraus, daß die Behandlung nicht nur objektiv fehlerhaft war, sondern daß den Anaesthesisten auch ein individuelles Verschulden trifft.

Für den Anaesthesisten ergibt sich aus dieser Darstellung mehr als für viele andere Fachvertreter die Notwendigkeit einer genauen Protokollierung aller mit dem Anaesthesieverfahren im Zusammenhang stehenden Vorgänge (33, 53, 60, 263, 283, 293). Ganz besonders wichtig wird eine solche Protokollierung zur Rekonstruktion eines Zwischenfalles und aller zur Behebung getroffenen Maßnahmen. Da diese Maßnahmen keinen Zeitverzug dulden, ist die Dokumentation gegebenenfalls retrospektiv, aber doch so bald wie möglich vorzunehmen (71).

Der Anaesthesist ist zwar ebenso wenig wie jeder andere Staatsbürger zur Selbstanzeige verpflichtet; es gehört aber zu seinen selbstverständlichen ärztlichen Pflichten, sich berechtigten Ansprüchen des Patienten nicht entgegenzustellen. Dies verpflichtet ihn auch zu vermeiden, daß wichtige Beweismittel, wie angebrochene Ampullen, ein schadhafter Tubus u. a. fahrlässig oder gar vorsätzlich verlorengehen (34, 141, 225, 283, 299). Stets sollte sich ein gewissenhafter Anaesthesist nach bestem Wissen und Gewissen um eine Ursachenabklärung bemühen. Dies wird in der Regel zugleich seiner Entlastung dienen und darüber hinaus dazu beitragen, daß sich festgestellte Mängel oder Fehler nicht wiederholen (141, 308). Im übrigen wird ein in Beweisnot befindlicher geschädigter Patient eher dazu neigen, die Klärung des

Vorfalles durch einen Strafantrag zu erzwingen, auf den er bei Befriedigung seines Informationsbedürfnisses vielleicht verzichten würde (265).

Diese doppelte Bedrohung durch ein Zivil- und durch ein Strafverfahren auch bei leichten Sorgfaltsmängeln kommt allerdings einer vorbehaltslosen Aufklärung anaesthesiologischer Zwischenfälle durch den betroffenen Arzt nicht entgegen. Sie führt vielmehr zu einer verfahrensmäßigen Unsicherheit, wie der Anaesthesist sich bei einem tödlichen Zwischenfall zu verhalten hat. Soll er die Reaktion der Angehörigen abwarten und damit zugleich auf eine Obduktion verzichten? Soll er mit dem Pathologen sprechen und ihn um eine Obduktion bitten mit dem Hinweis darauf, daß nach seiner Einschätzung kein methodischer Fehler und somit eine natürliche Todesursache vorliegt? Oder soll er schließlich sogleich eine gerichtliche Sektion beantragen und damit ein Ermittlungsverfahren in Gang setzen, das sich schließlich auch gegen ihn selbst richten kann?

Es besteht kein Zweifel, daß heute von Fall zu Fall je nach den vorliegenden Gegebenheiten sehr unterschiedlich verfahren wird. Dies ist ein wesentlicher Grund dafür, daß im deutschen Schrifttum zuverlässige Statistiken über anaesthesiebedingte Todesfälle vermißt werden und somit repräsentative Fehleranalysen fehlen (26).

Wenn man sich fragt, wie die bestehende, in jeder Hinsicht nachteilige Rechtsunsicherheit bei der Einordnung eines Anaesthesiezwischenfalles beseitigt werden könnte, sollte man sich an einen Vorschlag PRIBILLA's erinnern, in Anlehnung an österreichische Vorschriften grundsätzlich für alle in einem bestimmten zeitlichen Zusammenhang mit einem operativen Eingriff stehenden Todesfälle eine Meldepflicht einzuführen (222, 223). Damit wäre gewährleistet, daß jeder dieser Zwischenfälle einer objektiven Prüfung nach gleichen Kriterien zugeführt würde, ohne daß hierdurch von vornherein eine für den beteiligten Arzt ominöse Präjudizierung erfolgt, wie dies heute bei einem Antrag auf gerichtliche Sektion zweifellos der Fall ist (184). Leider besteht wohl nur geringe Aussicht auf eine gesetzliche Realisierung dieses begrüßenswerten Vorschlages, da er bundeseinheitliche gesetzgeberische Maßnahmen voraussetzt und überdies mit zusätzlichen Kosten verbunden wäre.

Ein anderer Vorschlag von v. BRANDIS und PRIBILLA sieht die Tätigkeit sogenannter "Mortalitätskommissionen" vor (26). In Abwandlung dieses Konzeptes möchten wir anregen, eine Kommission von Juristen, Rechtsmedizinern und Anaesthesisten einzusetzen, deren Aufgabe es zunächst einmal wäre, an Hand anerkannter anaesthesiologischer Sorgfaltsregeln eine grundsätzliche Klassifizierung tödlicher Komplikationen im Zusammenhang mit Anaesthesieverfahren vorzunehmen und einen Verfahrenskodex zu empfehlen. Dabei wäre als erstes die prinzipielle Feststellung zu treffen, daß auch ein anaesthesiebedingter Zwischenfall so lange nicht als "nicht natürliche Todesursache" bewertet werden darf, bis das Gegenteil bewiesen ist.

Seinerzeit ist vom Reichsgericht bezüglich der operativen ärztlichen Tätigkeit die Feststellung getroffen worden, daß "...auch der geschickteste Arzt nicht mit der Sicherheit einer Maschine arbeitet, daß trotz aller Fähigkeit und Sorgfalt des Operateurs ein Griff, ein Schnitt oder ein Stich mißlingen kann" (RGZ 78, 432, zit. n. (68)).

Diese Wertung gilt auch für den Anaesthesisten. Auch ihm kann einmal eine Injektion, eine Intubation mißlingen, ohne daß dies sogleich mit einem schuldhaften Verhalten gleichgesetzt werden darf (224, 228). Auch der Anaesthesist ist keine Maschine, sondern ein Mensch mit den ihm eigenen Unzulänglichkeiten. Die auf diesen menschlichen Unzulänglichkeiten beruhenden Imponderabilien, die Schwankungsbreite der menschlichen Konzentrationsfähigkeit im Laufe einer oft vielstündigen strapaziösen Tätigkeit, gehören als ein Faktor mit zu den immanenten Risiken der Anaesthesie. Daraus resultiert als erste Sorgfaltspflicht des Anaesthesisten, für seine eigene Person durch gewissenhafteste Aufmerksamkeit bei seiner Arbeit, durch laufende kritische Überprüfung seiner Leistungsgrenzen und durch ständige Fortbildung zur Verminderung des Anaesthesierisikos beizutragen. Es liegt jedoch in der menschlichen Natur, die Unfehlbarkeit ausschließt, daß eine völlige Eliminierung dieses Risikofaktors nicht erwartet werden kann.

Dort allerdings, wo nicht entschuldbares menschliches Mißlingen vorliegt, sondern wo gegen anerkannte Sorgfaltsregeln des Fachgebietes verstoßen wurde, sollte der Anaesthesist von sich aus alles tun, damit die berechtigten Ansprüche des geschädigten Patienten bzw. seiner Angehörigen angemessen befriedigt werden. Dies würde ihm beträchtlich erleichtert, wenn nicht nur die Rechtsprechung die besondere Gefahrenträchtigkeit der anaesthesiologischen Tätigkeit berücksichtigt, sondern auch die mit einem Anaesthesiezwischenfall befaßte Staatsanwaltschaft bei ihren Ermittlungen dieser speziellen Situation Rechnung trüge.

Um die unvoreingenommene Ursachenabklärung möglichst vieler oder sogar sämtlicher tödlichen Anaesthesiezwischenfälle ohne Präjudizierung durch die Anordnung einer gerichtlichen Sektion zu ermöglichen, wird von uns folgende, mit den Ermittlungsbehörden abzustimmende Modalität vorgeschlagen:

Liegen nicht von vornherein konkrete Anhaltspunkte für ein ärztliches Verschulden vor, und stimmen die Angehörigen einer Obduktion zu, sollte zunächst durch eine außergerichtliche Sektion unter Beiziehung eines unabhängigen Pathologen oder eines Rechtsmediziners eine Vorklärung erfolgen. Das Ergebnis dieser Sektion wird der Staatsanwaltschaft in Form einer vorläufigen Begutachtung mitgeteilt, an der auch bereits ein unbeteiligter Anaesthesist mitwirken sollte. Zugleich wird die vorgenannte, ins Leben zu rufende Kommission von den Untersuchungsergebnissen unterrichtet und um eine abschließende Stellungnahme gebeten. Die Kommission kann, falls es erforderlich erscheint, zusätzliche toxikologische, histologische oder technische Untersuchungen sowie weitere klinische Informationen anfordern. Ihre gutachtliche Stellungnahme wird sowohl den beteiligten Ärzten wie auch der zuständigen Staatsanwaltschaft zugeleitet. Die Staatsanwaltschaft kann ein Ermittlungsverfahren eröffnen, sofern es ihr auf Grund der gutachtlichen Feststellungen geboten erscheint.

Selbstverständlich ist die Staatsanwaltschaft jedoch nicht an diesen Schiedsspruch gebunden. Sie hat vielmehr in jedem Stadium dieses vorgeschlagenen Verfahrens die Möglichkeit, ein Ermittlungsverfahren einzuleiten und Sachverständige ihrer Wahl zur Begutachtung heranzuziehen. Da die Entscheidungsfreiheit der Staatsanwaltschaft zu keinem Zeitpunkt behindert wird, bewegt sich dieses Verfahren im Rahmen der gesetzlichen Vorschriften und könnte daher unseres Erachtens ohne Bedenken von den Ermittlungsbehörden akzeptiert werden.

Die von uns vorgeschlagene Modalität löst viele mit der Aufklärung von Anaesthesiezwischenfällen verbundene Probleme; sie beseitigt die vorerwähnte verfahrensmäßige Unsicherheit und weist dem beteiligten Anaesthesisten einen Weg, eine objektive Untersuchung ohne das Präjudiz einer Selbstbeschuldigung herbeizuführen, die nicht zuletzt im Interesse des betroffenen Patienten und seiner möglichen zivilrechtlichen Ansprüche liegt. Darüber hinaus bietet sie den Ermittlungsbehörden die Gewähr, daß ein großer Teil oder sogar alle derartigen Vorkommnisse erfaßt werden, was unter den jetzigen Verhältnissen zu bezweifeln ist. Die mit der Aufklärung von Anaesthesiezwischenfällen befaßte Kommission könnte schließlich durch eine wissenschaftliche Auswertung des anfallenden Materials einen wesentlichen Beitrag zur Vertiefung unserer Kenntnisse über Fehler und Gefahren bei Anaesthesieverfahren und damit zur Verminderung anaesthesiologischer Risikofaktoren leisten.

5. ZUSAMMENFASSUNG

Mit den Fortschritten der modernen Medizin beginnt sich ein Wandel im Verhältnis des Patienten zu seinen Ärzten abzuzeichnen. Gesundheit wird zunehmend als Anspruch an die Gesellschaft empfunden; die Erfüllung dieses Anspruchs erwartet der Kranke in erster Linie vom Arzt. Aus einer solchen Haltung heraus treffen den Arzt relativ schnell Vorwürfe, wenn seine Behandlung nicht den erwarteten Erfolg hatte oder sogar von Komplikationen begleitet war.

In dieser Situation befindet sich der Anaesthesist in einer besonders exponierten Stellung. Die Perfektion der anaesthesiologischen Technik hat dazu geführt, daß fachspezifische Komplikationen immer seltener als durch das operative Grundleiden bedingt oder als schicksalhaft aufgefaßt, sondern oft zunächst einmal dem Anaesthesisten angelastet werden. Hierdurch ist dieser ganz besonders dazu disponiert, zum Schutz gegen Haftungsrisiken eine defensive Medizin zu betreiben. Um dies zu vermeiden, erscheint es erforderlich, fachspezifische Sorgfaltsregeln aufzustellen, die als Maßstab für die Beurteilung anaesthesiebedingter Zwischenfälle herangezogen werden können. Eine solche zusammenfassende Darstellung anaesthesiologischer Sorgfaltsregeln dient zugleich dazu, vermeidbare Risikofaktoren aufzuzeigen, um sie zu begrenzen und damit die Sicherheit des Patienten zu erhöhen.

Der jetzige Stand der Anaesthesiologie kann nicht ohne einen Rückblick auf die historischen Bezüge dieses Fachgebietes dargestellt werden. Die Anaesthesiologie ist aus der Chirurgie hervorgegangen; erst nach längeren Diskussionen ist es gelungen, die Stellung des Anaesthesisten zum Operateur in einer für alle Beteiligten befriedigenden Weise abzuklären. Dies war umso wichtiger, als die Situation im Operationssaal eine besonders enge, vertrauensvolle und einvernehmliche Kooperation verlangt. Die Zusammenarbeit bestimmt sich nach dem "Vertrauensgrundsatz", wonach jeder der beteiligten Ärzte davon ausgehen kann, daß sein Partner die erforderlichen Kenntnisse und Erfahrungen besitzt und seinen Aufgaben mit der gebotenen Sorgfalt nachkommt. Nur auf diese Weise erfüllt sich der Sinn der Arbeitsteilung, die es jedem der beiden Ärzte ermöglicht, sich ganz auf seinen speziellen Aufgabenbereich zu konzentrieren, ohne durch eine Aufsichts- oder Weisungsverpflichtung dem Partner gegenüber belastet zu sein.

Der Anaesthesist übt seine Tätigkeit im Operationssaal als Vertreter einer eigenständigen medizinischen Disziplin selbständig und eigenverantwortlich aus. Sein <u>Aufgabenbereich</u> bestimmt sich nach der Definition des Fachgebietes in der fachärztlichen Weiterbildungsordnung. Am Krankenhaus wird er darüber hinaus durch die Anstellungsbedingungen umrissen. In der Regel obliegt dem leitenden Anaesthesisten die Versorgung aller operativen Abteilungen des Krankenhauses. Hierzu hat der Krankenhausträger ihm in ausreichendem Maße Personal, insbesondere ärztliche Mitarbeiter, zur Verfügung zu stellen. Geschieht dies nicht, verletzt der Krankenhausträger seine Verpflichtung, eine zweckmäßige und ausreichende medizinische Versorgung zu gewährleisten.

Obgleich die Grundsätze der Zusammenarbeit zwischen Operateur und Anaesthesist hinreichend abgeklärt sind, kann es aus objektiven oder subjektiven Gründen im Einzelfall zu Differenzen kommen. Eine klare Kompetenzabgrenzung ist am ehesten geeignet, Unstimmigkeiten zum Nachteil des Patienten zu vermeiden. Meinungsverschiedenheiten können bereits bei der Indikationsstellung oder bei der Bestimmung des Operationstermines sowie bei der Wahl des Anaesthesieverfahrens entstehen. Der Anaesthesist hat bei der Indikationsstellung sowie bei der Wahl des Zeitpunktes für die Operation seine spezifischen Belange mit dem gebotenen Nachdruck zu vertreten, bei fehlendem Konsens dem Operateur jedoch die letzte Entscheidung zu überlassen. Umgekehrt entscheidet er über die Wahl des Anaesthesieverfahrens, allerdings unter angemessener Berücksichtigung der operativen Belange.

Trotz aller Fortschritte beinhalten auch moderne Anaesthesieverfahren Risikofaktoren. Sie sind einerseits vom Zustand des Patienten abhängig, andererseits von der angewandten Anaesthesietechnik. Die Anaesthesiologie hat nicht nur die Erschließung neuer operativer Gebiete ermöglicht, sondern auch zu einer Ausweitung von Operationsindikationen auf extreme Altersgruppen und Risikopatienten geführt. Dies ist ein Grund, warum auch in Zukunft stets mit einer Risikorate - wenn auch in vertretbaren Grenzen - gerechnet werden muß, wenn die Weiterentwicklung der operativen Medizin nicht zum Stillstand kommen soll. Ein zweiter Grund liegt in der technischen Kompliziertheit moderner Anaesthesieverfahren, die meist mit kompletter Muskelrelaxation und kontrollierter Beatmung verbunden sind. Durch technische Pannen - aber auch menschliche Fehler - beinhalten sie ein immanentes Risiko, das zwar durch strikte Sorgfaltsregeln vermindert, aber wohl niemals auf 0% reduziert werden kann.

Die Publikation anaesthesiebedingter Komplikationen und ihre statistische Auswertung bestätigt, daß an der heutigen Operationsletalität das angewandte Betäubungsverfahren keineswegs unbeteiligt ist. Ein Überblick über die Literatur ergibt, daß neben Komplikationen, die dem Verfahren und seiner Durchführung anzulasten sind, Mängel in der präoperativen Vorbereitung sowie postoperativen Nachsorge des Patienten eine nicht zu unterschätzende Rolle spielen.

Zu den wesentlichsten Sorgfaltspflichten des Anaesthesisten gehören die Aufklärung des Patienten über das geplante Anaesthesieverfahren und seine Risiken sowie das Einholen einer rechtswirksamen Einverständniserklärung. In der Regel kann man davon ausgehen, daß der Patient mit der Einwilligung zur Operation stillschweigend auch sein Einverständnis mit dem erforderlichen Betäubungsverfahren zum Ausdruck gebracht hat. Ist es für den Patienten nicht ohne weiteres erkennbar, daß die geplante Maßnahme eine Anaesthesie voraussetzt, so wird eine gesonderte Aufklärung und Einwilligung erforderlich. Das gleiche gilt, wenn statt des vom Patienten normalerweise erwarteten Verfahrens eine andere Methode angewandt werden soll, etwa statt einer Narkose eine Regionalanaesthesie.

In der Regel ist die Komplikationsrate der einschlägigen Betäubungsverfahren so gering, daß sich ein ausdrücklicher Hinweis auf die Gefahren der Anaesthesie erübrigt. Bestehen aber außergewöhnliche Risikofaktoren von seiten des Patienten oder von seiten des Verfahrens, so muß der Patient darüber aufgeklärt werden.

Ebenso wie der Operateur auf die Assistenz von Operationsschwestern angewiesen ist, benötigt der Anaesthesist ärztliches Hilfspersonal, das ihm zur Vorbereitung der Anaesthesie zur Verfügung steht und ihm bei der Durchführung assistiert. Die Delegierung von Aufgaben an Anaesthesieschwestern und -pfleger setzt voraus, daß dieser Personenkreis über ausreichende Kenntnisse und Erfahrungen verfügt. Die Deutsche Gesellschaft für Anaesthesie und Wiederbelebung hat 1973 eine "Entschließung über die Weiterbildung zur Fachschwester und zum Fachpfleger" veröffentlicht, die zweijährige Lehrgänge vorsieht, in denen die erforderlichen Kenntnisse und Erfahrungen vermittelt werden. Auch von der Deutschen Krankenhausgesellschaft wurde soeben eine analoge Empfehlung verabschiedet.

Der Aufgabenkreis der Anaesthesieschwester läßt sich in zwei Bereiche gliedern:

1. Der primäre Bereich der ärztlichen Hilfstätigkeit, in dem die Schwester nach genereller ärztlicher Anweisung weitgehend selbständig und eigenverantwortlich tätig wird.

2. Die befristete Übernahme von ärztlichen Aufgaben, insbesondere die Patientenüberwachung, unter bestimmten, eng umschriebenen Kriterien.

Zum ersten Aufgabenbereich gehören im wesentlichen alle Vorbereitungsarbeiten für das Anaesthesieverfahren, die Assistenz bei der Durchführung des Verfahrens sowie Nachsorgearbeiten, ferner die Patientenüberwachung im Aufwachraum.

Nach entsprechender Unterweisung und gelegentlichen stichprobenartigen Kontrollen auf Zuverlässigkeit seines Personals darf sich der Anaesthesist darauf verlassen, daß die übertragenen Aufgaben ordnungsgemäß erledigt werden. Insoweit gilt auch hier der eingangs erwähnte Vertrauensgrundsatz als Grundlage einer sinnvollen Arbeitsteilung.

Dagegen ist die Tätigkeit der Anaesthesieschwester im zweiten Aufgabenbereich eng an die ärztlichen Anordnungen im Einzelfall gebunden. Jedes Anaesthesieverfahren ist ein mit Gefahren verbundener Eingriff in die körperliche Integrität des Patienten und darf keinesfalls zur selbständigen und eigenverantwortlichen Durchführung auf ärztliches Hilfspersonal übertragen werden. Das schließt aber nicht aus, daß einzelne Verrichtungen innerhalb des Verfahrens unter der Verantwortung des Arztes auf Anaesthesieschwestern delegiert werden können. Hierzu gehört insbesondere die Patientenüberwachung in bestimmten Phasen einer Anaesthesie. Die hierfür maßgeblichen Kriterien werden ausführlich dargestellt.

Sinn einer solchen Delegierung ärztlicher Aufgaben ist es, den Anaesthesisten zu entlasten und ihn auch in Zeiten stärkeren Personalmangels in die Lage zu versetzen, seine Aufgaben zu erfüllen. Darüber hinaus kommt einem solchen Konzept aber auch grundsätzliche Bedeutung zu. Die Fortschritte der Medizin haben zu einer solchen Vermehrung des ärztlichen Leistungsangebotes geführt, daß die ökonomischen Grenzen dieser Entwicklung allmählich sichtbar werden. Will man weiteren Fortschritten nicht Einhalt gebieten, müssen Wege zu einer Rationalisierung der Krankenhausmedizin gefunden werden. Ein solcher Weg besteht darin, alle diejenigen medizinischen Verrichtungen, die nicht unbedingt vom Arzt persönlich erbracht werden müssen, auf speziell ausgebildetes nichtärztliches Assistenzpersonal zu delegieren.

Die patientenbezogene Tätigkeit des Anaesthesisten beginnt mit der präoperativen Vorbereitung und Visite. Das Gespräch mit dem Patienten dient nicht nur seiner Aufklärung, sondern auch der psychischen Führung und Beruhigung angesichts des bevorstehenden Eingriffes. Der Anaesthesist hat bei dieser Gelegenheit eine fachspezifische Anamnese zu erheben, die vorhandenen Befunde aus seiner Sicht zu bewerten, erforderlichenfalls zusätzliche Untersuchungen oder Behandlungsmaßnahmen zu veranlassen, um sich ein umfassendes Bild vom körperlichen Zustand des Patienten zu verschaffen. Danach trifft er die Wahl des Anaesthesieverfahrens unter Berücksichtigung der operativen Erfordernisse, erörtert die Besonderheiten des Verfahrens mit dem Patienten und erwirkt seine Einwilligung. Zu einer umfassenden Information des Patienten empfiehlt sich die Verwendung einer geeigneten Aufklärungsbroschüre. Die Visite findet ihren Abschluß mit der Anordnung einer angemessenen Prämedikation.

Die Tätigkeit des Anaesthesisten im Operationssaal setzt eine sachgerechte Ausstattung mit den notwendigen Instrumenten und Geräten voraus. Zu seinen Sorgfaltspflichten gehört insbesondere, sich auf das Auftreten und die adäquate Behandlung fachspezifischer Komplikationen einzustellen und die hierfür notwendige Ausrüstung bereitzuhalten. Unberührt davon bleibt die Verpflichtung des dafür zuständigen ärztlichen Hilfspersonals für die ordnungsgemäße Vorbereitung und Wartung der Geräte und Instrumente. Die regelmäßige Wartung der ortsfesten technischen Anlagen des Operationssaales fällt in den Verantwortungsbereich des Krankenhausträgers.

Bei der Narkoseeinleitung hat der Anaesthesist die vielfältigen Komplikationsmöglichkeiten dieser Phase zu berücksichtigen, wie

Erbrechen und Aspiration, Kreislaufkollaps, Anaphylaxie u. a. Die Einleitung der Narkose sollte daher in einem entsprechend ausgestatteten Vorbereitungsraum und unter der Assistenz einer Anaesthesieschwester erfolgen.

Die Intubation ist ein Beispiel dafür, daß Fortschritte der anaesthesiologischen Technik zugleich auch neue Risikofaktoren beinhalten. Die Intubation sichert freie Atemwege, schützt vor Aspiration und ermöglicht eine sichere Beatmung des curarisierten Patienten. Bei Vorliegen anatomischer Abweichungen kann sie jedoch auch zu Komplikationen führen. Neben Zahnschäden sind hier Verletzungen des Pharynx und Larynx zu nennen. Je nach den Umständen ist dem Anaesthesisten eine solche Komplikation meist nicht als Sorgfaltsmangel anzulasten, insbesondere dann nicht, wenn die Intubation als Notfallmaßnahme erforderlich wurde.

Die Lagerung des Patienten erfolgt in der Regel nach Narkoseeinleitung unter Aufsicht des Anaesthesisten. Er ist dafür verantwortlich, daß es nicht durch eine unsachgerechte Lagerung zu Nervenschäden kommt. Verlangt der Operateur eine Lagerung, gegen die der Anaesthesist Bedenken hat, so ist er verpflichtet, diese Bedenken nachdrücklich geltend zu machen. Besteht der Operateur dennoch auf der beabsichtigten Lagerung, so muß dieser gegebenenfalls die sich daraus ergebenden Komplikationen vertreten.

Während der Narkoseführung gehört zu den Hauptaufgaben des Anaesthesisten die Aufrechterhaltung der vitalen Funktionen des Patienten, insbesondere von Atmung und Kreislauf. Das setzt eine gewissenhafte und lückenlose Überwachung von Patient und Narkosegerät voraus. Der Patient kann einerseits durch Blutverluste oder sonstige operative Einwirkungen gefährdet werden, andererseits durch technische Fehler, insbesondere durch unbemerkte Leckagen des Beatmungssystems. Die rechtzeitige Erkennung solcher Mängel verhindert ernsthafte Zwischenfälle, etwa einen hypoxischen Herzstillstand.

Darüber hinaus hat der Anaesthesist dem Operateur möglichst günstige operative Bedingungen zu verschaffen, jedoch nur in den für die Sicherheit des Patienten vertretbaren Grenzen. Verlangt der Operateur Maßnahmen, die diese Grenzen zu überschreiten drohen, so hat er mögliche, sich hieraus entwickelnde Folgen zu vertreten.

Zum Ausgleich intraoperativer Blutverluste sind neben der Gabe von Blutersatzmitteln nicht selten auch Bluttransfusionen erforderlich, für die der Anaesthesist als transfundierender Arzt die Verantwortung trägt. Er muß somit Grundkenntnisse in der Blutgruppenserologie besitzen und über die einschlägigen Sicherheitsvorschriften informiert sein. Da Transfusionszwischenfälle häufig auf Organisationsmängeln beruhen, empfiehlt es sich, Richtlinien zu erarbeiten, die unter Berücksichtigung der speziellen Verhältnisse des Krankenhauses die Zusammenarbeit zwischen Blutbank und transfundierendem Arzt regeln, um Kompetenzlücken und Übermittlungsfehler zu vermeiden.

Bei der klassischen Äthernarkose hat die Explosionsgefahr im Operationssaal eine große Rolle gespielt. Verwendet der Anaesthesist auch heute noch zündfähige Narkotica, so hat er die zur Verhütung von Explosionsunglücken erlassenen VDE-Vorschriften peinlichst genau zu beachten.

Da im allgemeinen aber nur noch nicht zündfähige Narkosemittel Anwendung finden, ist die Explosionsgefahr gegenüber der Gefahr elektrischer Unfälle in den Hintergrund getreten. Die Vielzahl elektrischer Geräte im Operationssaal und vor allem die gleichzeitige Anwendung mehrerer Geräte am Patienten führt zu Komplikationsmöglichkeiten, die dann in die Verantwortlichkeit des Anaesthesisten fallen, wenn er derartige Geräte benutzt. Als Beispiel wird die Beeinflussung von Hochfrequenzschneidegerät und EKG-Monitor genannt, die die Gefahr von Hautverbrennungen mit sich bringen kann.

Gefährlicher sind elektrische Makroschocks, die durch Massenschluß des Patienten oder auch durch induktive Fehlströme entstehen und Kammerflimmern verursachen können. Bei invasiven Untersuchungsmethoden können über eine bis in Herznähe intravasal eingeführte Elektrode bereits geringste Stromstärken in Form eines Mikroschocks Kammerflimmern auslösen.

Der Anaesthesist ist für die sachgerechte Anwendung der von ihm benutzten Geräte und neben dem Krankenhausträger für ihren betriebssicheren Zustand verantwortlich. Die ortsfeste elektrische Anlage des Operationssaales zu überprüfen, gehört dagegen nicht zu seinen Aufgaben. Deren Betriebssicherheit hat der Krankenhausträger zu gewährleisten.

Für die ambulante Narkose gelten die gleichen Voraussetzungen und Sorgfaltsregeln wie für alle anderen Betäubungsverfahren. Nach dem Motto: "Es gibt zwar eine kleine Chirurgie, aber keine kleine Anaesthesie" besteht hierbei die Gefahr, daß vorhandene Risikofaktoren unterschätzt werden. Solche Risikofaktoren sind: Unzureichend voruntersuchter oder vorbereiteter Patient, personelle und apparative Mängel, mangelnde Straßen- bzw. Verkehrsfähigkeit nach dem Eingriff. Im Hinblick darauf werden an die Sorgfaltspflichten des im ambulanten Bereich anaesthesiologisch tätigen Arztes besondere Anforderungen gestellt.

Das Risiko einer Lokalanaesthesie liegt in der Regel deutlich unter dem einer Allgemeinanaesthesie. Trotzdem dürfen die Komplikationsmöglichkeiten dieser Betäubungsverfahren nicht vernachlässigt werden. Der ausführende Arzt muß nicht nur über entsprechende pharmakologische Kenntnisse verfügen und die angewandte Technik beherrschen, er hat sich auch mit den Maßnahmen der Notfallmedizin vertraut zu machen, um gegebenenfalls Zwischenfälle behandeln zu können. Hierzu gehört auch eine adäquate instrumentelle und apparative Ausstattung.

Die postoperative Phase ist ein Abschnitt, in dem besonders leicht Kompetenzlücken entstehen können. Solange der Patient noch unter der Wirkung von Narkotica steht und noch nicht wieder im Vollbesitz seiner Schutzreflexe ist, bleibt er auf eine lückenlose Überwachung angewiesen. Bei der Umlagerung vom Operationstisch ins Bett sowie beim Transport in den Aufwachraum oder auf die Krankenstation ist sie durch den Anaesthesisten selbst oder zumindest durch eine kompetente Krankenschwester zu gewährleisten.

Im Aufwachraum verbleibt der Patient unter der Überwachung einer Anaesthesieschwester im Verantwortungsbereich des Anaesthesisten, bis dieser seine Verlegung auf die Krankenstation veranlaßt. Damit geht die Verantwortung für die weitere Überwachung und Behandlung auf den Operateur und sein Personal über. In Krankenhäusern, die über keinen Aufwachraum verfügen, müssen sich Operateur und Anaesthesist gegenseitig absprechen, um die Kompetenzen zu regeln und Überwachungslücken zu vermeiden. Es gehört jedoch zu den Sorgfaltspflichten des Krankenhausträgers, für einen Aufwachraum zu sorgen, zumal dessen Einrichtung nur geringe personelle und apparative Aufwendungen erfordert.

Bei der Wertung des Anaesthesiezwischenfalles ist zu berücksichtigen, daß es trotz aller Fortschritte der modernen Anaesthesiologie niemals gelingen wird, die Komplikationsrate von Betäubungsverfahren auf 0% zu senken. In Abhängigkeit vom Zustand des Patienten, der Technik des angewandten Verfahrens und vom individuellen Leistungsstand des Anaesthesisten wird man stets s mit einem mehr oder weniger großen immanenten Anaesthesierisiko rechnen müssen. Innerhalb des anaesthesiologischen Komplikationsspektrums steht der Bedeutung nach der akut auftretende, unmittelbar lebensbedrohliche Zwischenfall im Vordergrund.

Dadurch ist der Anaesthesist mit einem ins Gewicht fallenden Haftungsrisiko belastet. Darüber hinaus befindet er sich auch strafrechtlich in einer besonders exponierten Situation, da die Tendenz besteht, den Exitus in tabula eines organgesunden Patienten als "nicht natürlichen Tod" einzustufen. Nach dem Wortlaut des Bayerischen Bestattungsgesetzes ist aber jeder Pathologe verpflichtet, Anzeichen für eine nicht natürliche Todesursache der zuständigen Staatsanwaltschaft zu melden. Er darf in diesem Falle nicht obduzieren und muß eine begonnene Obduktion sofort unterbrechen.

Der gewissenhafte, um Aufklärung bemühte Anaesthesist befindet sich somit in einer Konfliktsituation. Verzichtet er auf eine Obduktion, setzt er sich möglicherweise dem Vorwurf der Vertuschung aus; bittet er den Pathologen um eine Obduktion, weiß er nicht, ob dieser sich nicht veranlaßt fühlt, die Staatsanwaltschaft zu verständigen; beantragt er selbst eine gerichtliche Sektion, so kommt dies einer Selbstanzeige gleich, zu der kein Staatsbürger - auch kein Arzt - verpflichtet ist.

Unabhängig davon hat jedoch der Anaesthesist - schon zu seiner eigenen Entlastung - eine genaue Protokollierung aller mit dem Anaesthesieverfahren im Zusammenhang stehenden Vorgänge vorzunehmen. Wichtige Beweismittel sind von ihm sicherzustellen. Im übrigen ist es ein selbstverständliches ärztliches Gebot, sich den berechtigten Ansprüchen eines geschädigten Patienten oder seiner Angehörigen nicht entgegenzustellen. Die doppelte Bedrohung des Anaesthesisten durch ein Zivil- und durch ein Strafverfahren kommt allerdings einer solchen vorbehaltslosen Aufklärung anaesthesiologischer Zwischenfälle nicht entgegen.

Um die verfahrensmäßige Unsicherheit, die den Patienten und den Anaesthesisten benachteiligt, auszuräumen, wird der Vorschlag gemacht, eine Kommission von Juristen, Rechtsmedizinern und Anaesthesisten zu bilden. Ihre Aufgabe wäre es, anhand anerkannter anaesthesiologischer Sorgfaltsregeln eine grundsätzliche Klassifizierung tödlicher Komplikationen im Zusammenhang mit Anaesthesieverfahren vorzunehmen und einen Verfahrenskodex zu empfehlen. Dabei wäre als erstes die prinzipielle Feststellung zu treffen, daß durchaus nicht jeder Tod in Narkose ein Tod an Narkose ist. Auch ein anaesthesiebedingter Zwischenfall ist nur dann als nicht natürliche Todesursache zu werten, wenn dem Anaesthesisten eine Verletzung von Sorgfaltsregeln nachgewiesen bzw. ein vorhandener Sorgfaltsmangel in Kausalzusammenhang mit dem Zwischenfall gebracht werden kann.

Eine objektive Untersuchung aller im Zusammenhang mit Anaesthesieverfahren vorkommenden tödlichen Zwischenfälle nach gleichen Kriterien ohne die Präjudizierung durch eine gerichtliche Sektion würde zweifellos den Mangel an repräsentativen Fehleranalysen im deutschsprachigen anaesthesiologischen Schrifttum beheben, den Anaesthesisten vor ungerechtfertigten Vorwürfen schützen, aber zugleich auch dort, wo gegen ärztliche Sorgfaltsregeln verstoßen wurde, dazu dienen, die Interessen des betroffenen Patienten zu wahren. Zur Realisierung dieses Vorhabens wird der Vorschlag gemacht, im jeweiligen Einvernehmen mit der zuständigen Staatsanwaltschaft und ohne Verletzung der gegebenen rechtlichen Vorschriften durch außergerichtliche Sektion und durch ein Gutachten der vorerwähnten Kommission eine Vorklärung von Anaesthesiezwischenfällen unter Vermeidung einer Präjudizierung herbeizuführen.

Dieses Verfahren würde uns dem Ziel näher bringen, möglichst sämtliche Anaesthesiezwischenfälle zu erfassen, und damit den Interessen aller Beteiligten dienen, dem betroffenen wie auch künftigen Patienten, den um Aufklärung bemühten Anaesthesisten und nicht zuletzt auch der Rechtsordnung.

6. Summary

With the advances made in modern medicine, a change in the patient's relationship to his physician has begun to take form. Increasingly, the enjoyment of good health is considered a rightful claim upon society, and the ill person expects this claim to be satisfied foremost by the physician. Such an attitude rather quickly leads to reproaches directed at the physician if his treatment was accompanied by complications.

The consequence of perfecting anesthesiologic techniques has been that complications are rarely viewed as arising from the underlying disease or as being the result of providence, but rather the anesthesiologist is held responsible. For this reason, he is especially inclined to practice defensive medicine to protect himself against the risk of liability or even prosecution. To avoid this situation, it appears necessary to draw up a set of special rules to guide the anesthesiologist in the conscientious performance of his duties. Such rules would, on the one hand, serve to point out avoidable risk factors so that they can be limited, thereby increasing the patient's safety, and on the other hand, could be referred to as a standard for objectively evaluating incidents resulting from the anesthesia.

These rules are based on the principle that the anesthesiologist is active in the operating theatre as a partner to the surgeon, enjoying equal status and responsible for his own actions. Cooperation between the two physicians is determined by the basic trust that each of them can assume that his colleague possesses the necessary knowledge and experience for his specialty and that he discharges his duties with the requisite carefulness.

Before a set of rules to guide the anesthesiologist in the conscientious performance of his duties can be compiled, the description and evaluation of the various activities performed pre-, intra-, and postoperatively must be preceded by a definition of the surgeon's and of the anesthesiologist's realm of authority. Likewise, it is necessary to differentiate between the activities and responsibilities of the anesthesiologist and his paramedical assistants. In addition, these rules are based on a statistical survey of anesthesiologic risk factors.

After a comprehensive description and evaluation of the errors and risks of the various activities involved in the anesthesiologic care of patients and the resultant duty of the physician to exercise carefulness, the topic is concluded by a discussion of the forensic aspects of anesthesiologic incidents. Even when all precautions are taken, anesthesiologic risks are still imminent, and the anesthesiologist is, therefore, keenly interested in an objective clarification of anesthesiologic incidents, to distinguish between avoidable and unavoidable complications and be able, when necessary, to refute unfounded reproaches. So that the anesthesiologist need not in every such case petition the public medical examiner to perform an autopsy, which frequently is equivalent to self-accusation, the suggestion is made that such incidents be clarified by a commission of specialists who perform an extrajudicial autopsy and render a medical opinion and that a code of procedures be drawn up. The safety rules presented in this volume could serve as guidelines for this commission.

Such a procedure would bring us closer to the goal of understanding as many anesthesiologic incidents as possible and analyzing them according to uniform criteria in the interest of all involved, i. e., the patient affected and all future patients as well as the responsible anesthesiologist, and in the interest of an objective, legitimate assessment that is not left to the chance circumstances of an individual case.

7. LITERATUR

1. ADEBAHR, G.: Der Anaesthesiezwischenfall aus rechtlicher Sicht. Anaesth. Intensivm. Praxis 53-56 (1975).
2. AHLBORN, E., KLOSE, R.: Fragebogen für den Patienten zur Narkosevorbereitung. Prakt. Anaesth. 6, 380-386 (1971).
3. AHNEFELD, F. W.: Die Rolle der Muskelrelaxantien beim Auftreten tödlicher Narkosezwischenfälle. Langenbecks Arch. Chir. 322, 1314-1319 (1968).
4. AHNEFELD, F. W.: Systemanalyse zur Sicherheit bei der Narkose und in der Intensivtherapie - Systembestimmende Faktoren Technik und Geräte. Jahrestagung DGAW 2. - 5.10.1974, Erlangen; Erlangen: Perimed 1975.
5. AHNEFELD, F. W., DICK, W.: Das Berufsbild von Anaesthesie- und Intensivtherapie-Schwestern bzw. -Pflegern. Anaesth. Inform. 13, 201-204 (1972).
6. AHNEFELD, W. F., DICK, W., MILEWSKI, P.: Die Anaesthesie in der Sprechstunde. Fortschr. Med. 92, 1375-1380 (1974).
7. AHNEFELD, W. F., DICK, W., HALMAGYI, M.: Zur Entwicklung einer Weiterbildungsordnung zur Fachschwester/ zum Fachpfleger für Anaesthesie und Intensivmedizin. Anaesth. Inform. 16, 60-61 (1975).
8. AMERICAN SOCIETY OF ANAESTHESIOLOGISTS: New classification of physical status. Anesthesiology 24, 111 (1963).
9. ARRUS, E. C., WANZEK, W.: Präoperative Diagnostik. Prakt. Arzt 1, 1976.
10. ARZNEIMITTELKOMMISSION der Deutschen Ärzteschaft: Vorsichtsmaßnahmen bei der Anwendung kolloidaler Volumenersatzmittel. Dtsch. Ärzteblatt 72, 637 (1975).
11. ASCHE, A.: The legal responsibility of the medical technologist. Austr. J. med. Technol. 7-9 (1971).
12. AVERBACH, A.: How to handle an anesthesia injury case; in: W. H. L. DORNETTE (ed.): Legal aspects in anesthesia; Oxford: Blackwell Scientific Publ. 1972.
13. AVERBACH, A.: The patient sues the anesthesiologist - or malpractice cases don't belong in court. Int. Anesth. Clin. 11, No. 4, 141 (1973).
14. BAMFORTH, B. J.: Complications during endotracheal anesthesia. Anesthesia and Analg. 42, 727-732 (1963).
15. BANNISTER, W. K., SATTILARO: A. J.: Vomiting and aspiration during anesthesia. Anesthesiology 23, 251-264 (1962).
16. BAUER, K. H.: Wandlungen der Anaesthesie vom Standpunkt des Operateurs. Langenbecks Arch. klin. Chir. 282, 163-177 (1955).
17. BAUM, M., BENZER, H.: Störeinflüsse und Sicherheitsaspekte bei der künstlichen Beatmung. Jahrestagung DGAW 2. - 5.10.1974 Erlangen; Erlangen: Perimed 1975.
18. BEECHER, H. K., TODD, D. P.: A study of deaths associated with anesthesia and surgery. Ann. Surg. 140, 2-34 (1954).
19. BERGEN, R. P.: Lost or broken teeth. J. Amer. med. Ass. 221, 119-120 (1972).
20. BERUFSVERBAND Deutscher Anaesthesisten: Vereinbarung zwischen den Fachgebieten Urologie und Anaesthesie über die Aufgabenabgrenzung und die Zusammenarbeit im operativen Bereich und in der Intensivmedizin. Anaesth. Inform. 13, 219-221 (1972).

21. BERUFSVERBAND Deutsche Anaesthesisten: Stellungnahme zur Einrichtung zentraler Anaesthesieabteilungen, zur Doppelverantwortung des Operateurs und zur Fortbildung der Chirurgen auf dem Gebiet der Anaesthesiologie. Anaesth. Inform . 16, 349-350 (1975).
22. BIEGLER, R., PODLESCH, J.: Narkoserisiko und postoperative Komplikationen. Maßnahmen zu ihrer Senkung. Wissenschaftl. Inform. Fresenius 107-133 (1975).
23. BÖHMER, D., RÜGHEIMER, E.: Die Folgen der intraarteriellen Injektion von Barbituraten und deren Therapie. Anaesthesist 11, 112-113 (1962).
24. BOCK, K. H.: Narkosezwischenfälle durch technische Fehler; in: H. BERGMANN, B. BLAUHUT (Hrsg.): Anaesthesie und ZNS. Technische Gefahren der Anaesthesie. Medikamentöse Wechselwirkungen. Massivtransfusion. Anaesthesiologie und Wiederbelebung, Bd. 90. Berlin- Heidelberg- New York: Springer 1975.
25. BOCK, K. H.: Störmöglichkeiten im Narkosegaszuführungssystem zwischen Zentrale und Patient. Jahrestagung DGAW 2. - 5.10.1974 Erlangen; Erlangen: Perimed 1975.
26. V. BRANDIS, C., PRIBILLA, O.: Arzt und Kunstfehlervorwurf. München: W. Goldmann 1973.
27. BRECHT, Th.: Möglichkeiten und Grenzen internistischer Operabilitätsuntersuchungen. Zentraleurop. Anaesthesiekongreß, 10. - 13.9.1975 Bremen.
28. BRENNER, G.: Darf das Krankenpflegepersonal Injektionen, Transfusionen, Infusionen und Blutentnahmen vornehmen? Med. Welt 23, 235-238 (1972).
29. BRENNER, G.: Weiterbildung zur Fachschwester und zum Fachpfleger für Anaesthesie und Intensivtherapie als haftungsrechtliches Problem. Anaesthesist 23, 202-208 (1974).
30. BÜCH, H., NEUROHR, O., PFLEGER, K., BÜCH, U., HUTSCHENREUTER, K.: Gefährliche Schleimhautschäden durch Endotrachealkatheter infolge Anreicherung von Phenolen aus einem Desinfektionsmittel. Anaesthesist 17, 204-209 (1968).
31. BUNDESÄRZTEKAMMER: Richtlinien mit Informationen zur Blutgruppenbestimmung und Bluttransfusion. Dtsch. Ärzteblatt 65, 1987-1997 (1968).
32. BUNDESÄRZTEKAMMER: Empfehlung zur Vermeidung und Behandlung von Transfusionszwischenfällen. Dtsch. Ärzteblatt 73, 2315-2318 (1976).
33. BUNDESGERICHTSHOF: Zur Haftung eines Krankenhausträgers für einen Zwischenfall bei einer Intubationsnarkose. Urteil vom 24. Juni 1975. Krankenhaus 68, 69-70 (1976).
34. BUNDESGERICHTSHOF: Zur Pflicht eines Arztes, den einwandfreien Zustand eines medizinischen Gerätes selbst zu prüfen. BGH-Urteil vom 24. Juni 1975. NJW 49, 2245-2246 (1976).
35. BUSCH, H., v. EISENHART-ROTHE, B.: Alte und neue Gefahren der Blutübertragung. Münch. med. Wschr. 118, 713-718 (1976).
36. CASS, N. M., JAMES, N. R., LINES, V.: Difficult direct laryngoscopy complicating intubation for anaesthesia. Brit. med. J. 488-489 (1956).
37. CHURCH, L. E.: The prevention of malpractice. Oral Surg. 32, 196-202 (1971).
38. CLARK, M. M.: Put not your trust in tubes. Brit. J. Anaesth. 36, 519-520 (1964).
39. CLIFTON, B. S., HOTTEN, W. I. T.: Deaths associated with anaesthesia. Brit. J. Anaesth. 35, 250-259 (1963).
40. COLE, F.: Are anesthesia deaths mistakes? Surg., Gynec. Obstet. 765 (1975).
41. DAHR, P.: Welche Handlungen darf der bluttransfundierende Arzt einer med.-technischen Assistentin überlassen? Dtsch. med. Wschr. 84, 47 (1959).
42. DAHR, P.: Zur Begutachtung von Todesfällen nach Bluttransfusionen. Dtsch. Ärzteblatt 61, 1845-1846 (1964).

43. DEUTSCHE GESELLSCHAFT für Anaesthesie und Wiederbelebung: Richtlinien für die Stellung des leitenden Anaesthesisten. Anaesthesist 14, 31-32 (1965).
44. DEUTSCHE GESELLSCHAFT für Anaesthesie und Wiederbelebung: Entschliessung zur Organisation der anaesthesiologischen Versorgung von Universitätskliniken und Krankenhäusern. Anaesthesist 17, 111-112 (1968).
45. DEUTSCHE GESELLSCHAFT für Anaesthesie und Wiederbelebung: Stellungnahme zur Ausbildung von Schwestern und Pflegern für den Anaesthesiedienst und die Intensivpflege. Anaesthesist 18, 229-231 (1969).
46. DEUTSCHE GESELLSCHAFT für Anaesthesie und Wiederbelebung: Empfehlungen zur Organisation der Anaesthesie im Rahmen der Neurochirurgie. Anaesth. Inform. 12, 34-35 (1971).
47. DEUTSCHE GESELLSCHAFT für Anaesthesie und Wiederbelebung: Entschließung über die Weiterbildung zur Fachschwester und zum Fachpfleger. Anaesth. Inform. 14, 28-33 (1973).
48. DEUTSCHE GESELLSCHAFT für Anaesthesie und Wiederbelebung: Vereinbarung über die Zusammenarbeit in der HNO-Heilkunde. Anaesth. Inform. 17, 354 (1976).
49. DEUTSCHE KRANKENHAUSGESELLSCHAFT: Richtlinien für die Sicherstellung und Organisation der anaesthesiologischen Versorgung in den Krankenhäusern. Krankenhaus 68, 252-254 (1976).
50. DEUTSCHE KRANKENHAUSGESELLSCHAFT: Muster für eine landesrechtliche Ordnung der Weiterbildung und Prüfung zu Krankenschwestern, Krankenpflegern und Kinderkrankenschwestern in der Intensivpflege. Krankenhaus 68, 439-446 (1976).
51. DHUNER, K. G.: Nerve injuries following operations. Survey of cases occuring during a six-year period. Anesthesiology 11, 289-293 (1950).
52. DIETZEL, W., v. SCHEVEN, E., BOTZENHART, K.: Klinische und bakteriologische Untersuchungen zur Desinfektion von Anaesthesiezubehör mit chemischen Lösungen. Prakt. Anaesth. 9, 330-337 (1974).
53. DILLON, J. B.: Malpractice: fifteen years later. Anesthesiology 40, 99 (1974).
54. DINNICK, O. P.: Deaths associated with anaesthesia; observation on 600 cases. Anaesthesia 19, 536-556 (1964).
55. DOENICKE, A.: Street fitness after anaesthesia in out-patients. Acta anaesth. Scandinav., Suppl. XVII, 95-97 (1965).
56. DOENICKE, A.: Beeinflussung der Straßenfähigkeit durch die Prämedikation und die verschiedenen Anaesthetica. Zbl. Chir. 101, 230-241 (1976).
57. DOENICKE, A., KLEINERT, H.: Arzneimittel, Alkohol und Verkehrstüchtigkeit. Med. Klinik 62, 835-840 (1967).
58. DOENICKE, A., KUGLER, J., SPANN, W., LIEBHARDT, L., KLEINERT, H.: Hirnfunktion und psycho-diagnostische Untersuchungen nach intravenösen Kurznarkosen und Alkoholbelastungen. Anaesthesist 15, 349-355 (1966).
59. DOMANIG, E., HEIM, W., DAHR, P.: Juristische Erklärung zum Blutspendewesen. Med. Monatsschrift 13, 50 (1959).
60. DORNETTE, W. H. L.: An anesthesia accident prevention program. Anesthesiology 34, 370-377 (1971).
61. DORNETTE, W. H. L.: Care of the teeth during endoscopy and anesthesia; in: W. H. L. DORNETTE (ed.): Legal aspects of Anesthesia. Oxford: Blackwell Scientific Publ. 1972.
62. DORNETTE, W. H. L.: Some problems of anesthesia; in: W. H. L. DORNETTE (ed.): Legal aspects of Anesthesia. Oxford: Blackwell Scientific Publ. 1972.
63. DORNETTE, W. H. L.: The use of blood and blood products; in: W. H. L. DORNETTE (ed.): Legal aspects of Anesthesia. Oxford: Blackwell Scientific Publ. 1972.

64. DORNETTE, W. H. L.: General anesthesia. Int. Anesth. Clin. 11, No. 4, 75 (1973).
65. DORNETTE, W. H. L.: Informed consent and anesthesia. Anesth. Analg. Curr. Res. 53, 832-837 (1974).
66. DORNETTE, W. H. L., ORTH, O. S.: Death in the operating room. Anesth. Analg. Curr. Res. 35, 545-569 (1956).
67. DRIPPS, R. D., LAMONT, A., ECKENHOFF, J. E.: The role of anaesthesia in surgical mortality. J. Amer. med. Ass. 178, 261-266 (1961).
68. DUBOST, C., THOMERET, G., POTTER, C.: Un accident peu connu de l'anesthésie: la perforation de l'oesophag e cervical par tentative d'intubation trachéale. Mémoires de l'Académie de Chirurgie 96, 268-274 (1970).
69. DUDZIAK, R.: Die Vorbereitung des Kreislaufes zum operativen Eingriff in Narkose. Jahrestagung DGAW 23. - 26.11.1972 Hamburg. Berlin-Heidelberg-New York: Springer 1974.
70. EDITORIAL: Interim report of the special committee appointed to investigate deaths due to anaesthesia in New South Wales. Med. J. Austr. 49, 575-582 (1962).
71. EDITORIAL: The damages awarded after medico-legal proceedings. Anaesthesia 27, 119 (1972).
72. EDITORIAL: There, but for the grace of God. Lancet I, 1231 (1975).
73. EDWARDS, G., MORTON, H. J. V., PASK, E. A., WYLIE, W. D.: Deaths associated with anaesthesia. Anaesthesia 11, 194-220 (1956).
74. EGER, E. I., EPSTEIN, R. M.: Hazards of anesthetic equipment. Anesthesiology 25, 490-504 (1964).
75. EICHLER, J.: Ist die versehentliche intraarterielle Injektion vermeidbar? Anaesthesist 17, 180-182 (1968).
76. ENGISCH, K.: Wie ist rechtlich die Verantwortlichkeit des Chirurgen im Verhältnis zur Verantwortlichkeit des Anaesthesisten bei ärztlichen Operationen zu bestimmen und zu begrenzen? Langenbecks Arch. klin, Chir. 297, 236-254 (1961).
77. EPSTEIN, H. G.: Technological and physical hazards during and after the operation; in: H. BERGMANN, B. BLAUHUT (Hrsg.): Anaesthesie und ZNS. Technische Gefahren der Anaesthesie. Medikamentöse Wechselwirkungen. Massivtransfusion. Anaesthesiologie und Wiederbelebung, Bd. 90. Berlin-Heidelberg-New York: Springer 1975.
78. EPSTEIN, R. M., RACKOW, H., LEE, A. St. J., PAPPER, E. M.: Prevention of accidental breathing of anoxic gas mixtures during anesthesia. Anesthesiology 23, 1-4 (1962).
79. EYRICH, K.: Zwischenfälle bei Arzneimittelapplikation. Anaesth. Inform. 15, 112-116 (1974).
80. EYRICH, K.: Störmöglichkeiten an Verdampfer, Absorber, Tuben und Zubehör sowie bei der Narkosegasüberwachung. Jahrestagung DGAW 2. - 5.10. 1974 Erlangen. Erlangen: Perimed 1975.
81. FERRONI, E.: Technische Probleme der apparativen Patientenüberwachung; in: H. W. OPDERBECKE (Hrsg.): Planung, Organisation und Einrichtung von Intensivbehandlungseinheiten am Krankenhaus. Anaesthesiologie und Wiederbelebung, Bd. 33. Berlin-Heidelberg-New York: Springer 1969.
82. FISHER, T. L.: Responsibility for care in recovery rooms - again. Canad. med. Ass. J. 107, 348-350 (1972).
83. FISHER, T. L.: Teeth - and the anesthesist. Cand. med. Ass. J. 106, 602-603 (1972).
84.: FODOR, L.: Bedeutung der präoperativen Laborbefunde für die Anaesthesie. Med. Welt 21, 2005-2009 (1970).
85. FOLDES, F. F.: Auswahl des Anaesthesieverfahrens: Allgemeine oder regionale Betäubung? Anaesth. Inform. 11, 209-213 (1970).

86. FOLDES, F. F., SWERDLOW, M.: Sinnvolle und sinnwidrige Anwendung von Narkosemitteln. Anaesthesist 12, 100-107 (1963).
87. FORRESTER, A. C.: Mishaps in anaesthesia. Anaesthesia 14, 388-399 (1959).
88. FRANKENBERGER, H.: Möglichkeiten und Grenzen zur Vermeidung von Risiken an Narkose- und Beatmungsgerät aus der Sicht des Technikers. Jahrestagung DGAW 2. - 5.10.1974 Erlangen. Erlangen: Perimed 1975.
89. FREY, R., HUTSCHENREUTER, K., AHNEFELD, F. W., STEINBEREITHNER, K.: Vorsichtsmaßnahmen bei der Anwendung kolloidaler Volumenersatzmittel. Anaesthesist 24, 378-380 (1975).
90. FRITSCHE, P.: Das Risiko einer Anaesthesie; In: R. FREY, W. HÜGIN, O. MAYRHOFER (Hrsg.): Lehrbuch der Anaesthesiologie, Reanimation und Intensivtherapie. 3. Aufl. Berlin-Heidelberg-New York: Springer 1972.
91. FRITSCHE, P.: Das Verhältnis Patient - Anaesthesist; in: R. FREY, W. HÜGIN, O. MAYRHOFER (Hrsg.): Lehrbuch der Anaesthesiologie, Reanimation und Intensivtherapie. 3. Aufl. Berlin-Heidelberg-New York: Springer 1972.
92. FRITSCHE, P.: Risiken einer Allgemeinnarkose. Anaesth. Inform. 17, 322-329 (1976).
93. GAISBAUER, G.: Die Rechtsprechung zum Arzthaftpflichtrecht 1971 bis 1974. Vers. Recht 214-226 (1976).
94. GALSTER, J. V., DRUSCHKY, K. F.: Bedingungen für Indikatorfragen zur Einschätzung des Patientenverhaltens. Ein Versuch der Quantifizierung der präoperativen psychischen Situation des chirurgischen Patienten. Jahrestagung DGAW 2. - 5.10.1974 Erlangen. Erlangen: Perimed 1975.
95. GEMPERLE, M.: Lagerungsschäden; in: R. FREY, W. HÜGIN, O. MAYRHOFER (Hrsg.): Lehrbuch der Anaesthesiologie, Reanimation und Intensivtherapie. 3. Aufl. Berlin-Heidelberg-New York: Springer 1972.
96. GÖBBELS, H.: Die Bedeutung staatlicher Richtlinien für das Blutspendewesen im Rahmen gerichtlicher Verfahren. Anaesthesist 8, 277-280 (1959).
97. GOLDSTEIN, A., KEATS, A. S.: The risk of anesthesia. Anesthesiology 33, 130-143 (1970).
98. GOMBAULT, A.: La responsabilité des chirurgiens et des anesthésistes. Un arret des cassation dans l'affaire Sarrazin. Concours med. 7173-7175 (1972).
99. GORDH, T., HALLEN, B.: Basic principles in consideration of indications for anaesthesia. Anaesth. Inform. 14, 145-149 (1973).
100. GOZON, F.: Bekämpfung der Aspirationsgefahr bei dringlichen Operationen in Narkose. Chir. Praxis 9, 13-18 (1965).
101. GOZON, F.: Anaesthesiologische Probleme bei diffuser Peritonitis und Darmverschluß. Anaesthesist 16, 44-54 (1967).
102. GRAFF, Th. D., PHILIPS, O. C., BENSON, W., KELLEY, E.: Baltimore Anesthesia Study Committee: Factors in pediatric anesthesia mortality. Anesth. Analg. 43, 407-414 (1964).
103. GREZES-RUEFF, Ch., ARBUS, L., CAMPAN, L.: La responsabilité de l'anesthésiste dans l'anesthésie ambulatoire. Ann. Anesth. Franc. 15, 839-844 (1974).
104. GRÖSCHEL, D.: Überwachungs- und Kontrollmaßnahmen. Jahrestagung DGAW 2. - 5.10.1974 Erlangen. Erlangen: Perimed 1975.
105. GROSSKRAUMBACH, F., HEDDERGOTT, E.: Über die Möglichkeit der Reinigung von Anaesthesiezubehör mit gleichzeitiger Abtötung pathogener Keime in einem Reinigungsautomaten. Prakt. Anaesth. 8, 245-253 (1973).
106. HAAS, E.: Aktuelle Fragen der lokalen und allgemeinen Anaesthesie unter Berücksichtigung der medico-legalen Situationen (Rundtischgespräch). HNO 22, 97-102 und 125-128 (1974).

107. HAID, B.: Vom "Narkosetod" zur "Wiederbelebung". Anaesthesist 9, 309-315 (1960).
108. HALLERMANN, W.: Zwischenfälle und Kunstfehler im Krankenhaus. Internist 6, 301-309 (1965).
109. HAMER, Ph.: Das Senium als Narkoserisiko. Anaesth. Inform. 14, 56-65 (1973).
110. HAMER, Ph.: Das Alter als Narkoserisiko. Anaesth. Inform. 17, 334-341 (1976).
111. HARDER, H. J.: Sicherheit im modernen Operationstrakt. Anaesthesist 9, 130-131 (1960).
112. HARDER, H. J.: Sicherheit im Operationstrakt. Anaesthesist 12, 194-196 (1963).
113. HARDER, H. J.: Technische Sicherheitsprobleme im Operationstrakt; in: R. FREY, W. HÜGIN, O. MAYRHOFER (Hrsg.): Lehrbuch der Anaesthesiologie, Reanimation und Intensivtherapie. 3. Aufl. Berlin-Heidelberg-New York: Springer 1972.
114. HARDER, H. J.: Brand- und Explosionsgefahr im Anaesthesie- und Operationsbereich. Prakt. Anaesth. 10, 192-203 (1975).
115. HARRISON, G. G.: Anaesthetic associated mortality. S. Afr. Med. J. 550-554 (1974).
116. HARSANYI, L., SZUCHOOSZKY, G.: Die Beurteilung von 1313 Operations-Todesfällen. Beitr. Gerichtl. Med. 155-157 (1973).
117. HARTISCH, H.: Narkosetod. Dtsch. med. Wschr. 87, 751-752 (1962).
118. HASELHUHN, D. H.: Occlusion of endotracheal tube with foreign body. Anesthesiology 19, 561-562 (1958).
119. HAVERS, L.: Gefahren der Lokalanaesthesie. Langenbecks Arch. klin. Chir. 319, 1116-1119 (1967).
120. HEGEMANN, G.: Die Operabilität unserer Kranken. Langenbecks Arch. klin. Chir. 292, 23-38 (1959).
121. HEMPELMANN, G.: Adäquate Überwachung des Kreislaufs. Jahrestagung DGAW 2. - 5.10.1974, Erlangen. Erlangen: Perimed 1975.
122. HENKE, W.: Schriftliche Patienteninformationen. Jahrestagung DGAW 2. - 5.10.1974, Erlangen. Erlangen: Perimed 1975.
123. HENSCHEL. W. F.: Risiken der Regionalanaesthesie. Anaesth. Inform. 17, 330-333 (1976).
124. HINDERLING, H.: Die privatrechtliche Stellung des Anaesthesisten. Anaesthesist 12, 268-269 (1963).
125. HOFFMANN, V.: Operationen bei Menschen in höherem Lebensalter. Münch. med. Wschr. 97, 1081-1086 (1955).
126. HOLMAN, E. J.: Consent to treatment; in: W. H. L. DORNETTE (ed.): Legal aspects of Anesthesia. Oxford: Blackwell Scientific Publ. 1972.
127. HORATZ, K.: Ätiologie und statistische Analyse tödlicher Narkosezwischenfälle. Langenbecks Arch. Chir. 322, 1278-1285 (1968).
128. HORATZ, K.: Exitus in tabula, auf dem Transport und in der unmittelbaren postoperativen Phase; in: R. FREY, W. HÜGIN, O. MAYRHOFER (Hrsg.): Lehrbuch der Anaesthesiologie, Reanimation und Intensivtherapie. 3. Aufl. Berlin-Heidelberg-New York: Springer 1972.
129. HOSSLI, G., SCHAER, H., MÜLLER, H., GÜRTLER, F.: Die versehentliche einseitige Intubation; in: H. BERGMANN, B. BLAUHUT (Hrsg.): Anaesthesie und ZNS. Technische Gefahren der Anaesthesie. Medikamentöse Wechselwirkung. Massivtransfusion. Anaesthesiologie und Wiederbelebung Bd. 90. Berlin-Heidelberg-New York: Springer 1975.
130. HÜGIN, W.: Über Fehler und Gefahren der Narkose mit Berücksichtigung neuzeitlicher Methoden und neuerer Erkenntnisse. Anaesthesist 1, 46-58 (1952).

131. HÜGIN, W.: Die Verhütung von tödlicher Aspiration in die Luftwege bei Narkose. Chir. Praxis 1, 153-158 (1957).
132. HÜGIN, W.: Der Beitrag der Anaesthesie zur Operationsmortalität. Klin. Med. (Wien) 20, 189-196 (1965).
133. HÜGIN, W.: Die Stellung der Anaesthesiologie und die Aufgaben des Anaesthesisten in der heutigen Medizin; in: R. FREY, W. HÜGIN, O. MAYRHOFER (Hrsg.): Lehrbuch der Anaesthesiologie, Reanimation und Intensivtherapie. 3. Aufl. Berlin-Heidelberg-New York: Springer 1972.
134. HÜGIN, W.: Die Lagerung des Patienten und ihre Auswirkung auf die vitalen Funktionen; in: R. FREY, W. HÜGIN, O. MAYRHOFER (Hrsg.): Lehrbuch der Anaesthesiologie, Reanimation und Intensivtherapie. 3. Aufl. Berlin-Heidelberg-New York: Springer 1972.
135. HUNTER, C. R., DORNETTE, W. H. L.: Neurologic injuries in the unconscious patient; in: W. H. L. DORNETTE (ed.): Legal aspects in Anesthesia. Oxford: Blackwell Scientific Publ. 1972.
136. HUTSCHENREUTER, K., HUTSCHENREUTER, U.: Die psychische Führung des Patienten. Jahrestagung DGAW 2. - 5.10.1974 Erlangen. Erlangen: Perimed 1975.
137. HUTSCHENREUTER, K.: Das anaesthesiologische Risiko. Anaesth. Inform. 17, 261-264 (1976).
138. HUTSCHENREUTER, K., ZIERL, O.: Haftpflichtversicherungen für Anaesthesisten, ihre Leistungen und Tarife. Anaesth. Inform. 16, 268-270 (1975).
139. JACKSON, L., KEATS, A. S.: Mechanismen of brachial plexus palsy following anesthesia. Anesthesiology 26, 190-194 (1965).
140. JAHN, W.: Anaesthesierisiken und Haftpflichtversicherung. Anaesth. Inform. 17, 272-278 (1976).
141. JANSSEN, W.: Die Anaesthesie in Klinik und Praxis aus der Sicht des Gerichtsmediziners. H. N. O. (Berlin) 161-165 (1971).
142. JANTSCH, H., KRENN, J., RADI, M.: Schwere Hautverbrennungen im Bereich der Anlegestellen von EKG-Überwachungselektroden bei Verwendung chirurgischer Hochfrequenzgeräte. Anaesthesist 21, 482-484 (1972).
143. JENKINS, R. V.: Unexpected hazard of anaesthesia. Lancet I, 761-762 (1959).
144. JÖRGENSEN, H.: Über die präoperative anaesthesiologische Konsultation. Anaesthesist 17, 313-315 (1968).
145. JUDIT, B. S.: Beitrag zur Frage der iatrogenen Schädigung in der ophthalmologischen Anaesthesie. Klin. Monatsbl. Augenheilkd. 161, 352-356 (1972).
146. JUNG, H. H.: Zur Abgrenzung der strafrechtlichen Verantwortlichkeit zwischen Anaesthesist und Operateur. Anaesth. Inform. 13, 4-6 (1972).
147. JUST, O. H.: Die präoperative Visite; in: R. FREY, W. HÜGIN, O. MAYRHOFER (Hrsg.): Lehrbuch der Anaesthesiologie, Reanimation und Intensivtherapie. 3. Aufl. Berlin-Heidelberg-New York: Springer 1972.
148. JUST, O. H.: Systemanalyse zur Sicherheit bei der Narkose und in der Intensivtherapie - Bakteriologie und hygienische Maßnahmen. Jahrestagung DGAW 2. - 5.10.1974, Erlangen. Erlangen: Perimed 1975.
149. JUST, O. H., HENSCHEL, W. F.: Bakteriologische Probleme bei der Anwendung der modernen Apparatenarkose. Anaesthesist 9, 134-136 (1960).
150. KANZ, E.: Hospitalismus-Fibel. 2. Aufl. Stuttgart: Kohlhammer 1966.
151. KANZ, E.: Therapeutische Techniken und pflegerische Praktiken in der Sicht des Hygienikers. Prakt. Anaesth. 9, 1-16 (1974).
152. KEATING, V.: Anaesthetic accidents. London: Lloyd-Luke Ltd. 1961.
153. KILLIAN, H.: Die Komplikationen der Lokalanaesthesie. Anaesthesist 10, 294-302 (1961).
154. KILLIAN, H.: Spezifische und unspezifische Komplikationen und ihre Therapie; in: H. KILLIAN (Hrsg.): Lokalanaesthesie und Lokalanaesthetica. 2. Aufl. Stuttgart: Thieme 1973.

155. KIRCHNER, E.: Zwischenfälle bei der Allgemeinanaesthesie. Anaesth. Inform. 15, 116-118 (1974).
156. KLAN, P. H., HERDEN, H. N., LAWIN, P.: Vergleichende gaschromatographische Untersuchungen der Exspirationsluft von Patienten nach Narkosen mit Enflurane, Halothane und Methoxyfluran. Prakt. Anaesth. 10, 356-360 (1975).
157. KLEIN, G., MÜNTER, W.: Keimübertragung durch Narkosegeräte. Anaesth. Praxis 5, 127-132 (1970).
158. KLOSE, R., HERRMANN, G., KARCH, M., OTTE, P.: Einfache Lungenfunktionsteste in der präoperativen Befunderhebung. Zentraleurop. Anaesthesiekongreß, 10. - 13.9.1975, Bremen.
159. KOOTZ, F.: Die Narkosekomplikationen vor und nach Einführung der "Intubation". Anaesthesist 3, 202-204 (1954).
160. KOSIK, G., TODOR, G.: "Cuff-Aneurysma" bei Trachealkanülen. Anaesthesist 17, 235-236 (1968).
161. KREBS, H.-J.: Rechtsfragen im Bluttransfusionswesen. Med. Labor 28, 109-115 (1975).
162. KREIN, P.: Neue Wege in Berlin: Präoperative Diagnostik. Berlin. Ärzteblatt 88, 781-783 (1975).
163. KRONSCHWITZ, H.: Pränarkotische Laboruntersuchungen - Eine prospektive Studie. Zentraleurop. Anaesthesiekongreß, 10. - 13.9.1975, Bremen.
164. KRONSCHWITZ, H.: Die ärztliche Kunstregel und der ärztliche Kunstfehler. Anaesth. Inform. 16, 328-330 (1975).
165. KRONSCHWITZ, H.: Über die Aufklärungspflicht des Anaesthesisten. Anaesth. Inform. 17, 366-367 (1976).
166. LAMALLE, J.: A propos d'anesthésies multiples simultaneés. Acta Anaesthesiol. Belg. 21, 213-228 (1970).
167. LASSNER, J.: Zwischenfälle bei der Schmerzbetäubung in der zahnärztlichen Praxis. Anaesthesist 10, 289-294 (1961).
168. LAUTERBACHER, J., GOLOMBEK, G.: Anhaltszahlen für die Besetzung der Krankenhäuser mit Mitarbeitern. Anaesth. Inform. 16, 290-295 (1975).
169. LAWIN, P., HERDEN, H. N., ADAM, W.: Mikrobizide Behandlung von Anaesthesiezubehör. Prakt. Anaesth. 2, 321-332 (1967).
170. LAWIN, P., OPDERBECKE, H. W.: Die Organisation der Intensivmedizin; in: P. LAWIN (Hrsg.): Praxis der Intensivbehandlung. 3. Aufl. Stuttgart: Thieme 1975.
171. LEHMANN, Ch.: Beitrag zur Sterilisation und Desinfektion von Anaesthesiegeräten. Anaesthesist 11, 168-172 (1962).
172. LEHMANN, Ch.: Desinfektion und Sterilisation von Anaesthesie-Zubehör; in: R. FREY, W. HÜGIN, O. MAYRHOFER (Hrsg.): Lehrbuch der Anaesthesiologie, Reanimation und Intensivtherapie. 3. Aufl. Berlin-Heidelberg-New York: Springer 1972.
173. LEWIS, R. N., SWERDLOW, M.: Hazards of endotracheal anaesthesia. Brit. J. Anaesth. 36, 504-515 (1964).
174. LINCOLN, J. R., SAWYER, H. P.: Complications related to body positions during surgical procedures. Anesthesiology 22, 800-809 (1961).
175. LOENNECKEN, S. J., MAYRHOFER, O.: Die Organisation von Anaesthesie-Abteilungen und die praktische Berufsausübung des Anaesthesisten; in: R. FREY, W. HÜGIN, O. MAYRHOFER (Hrsg.): Lehrbuch der Anaesthesiologie, Reanimation und Intensivtherapie. 3. Aufl. Berlin-Heidelberg-New York: Springer 1972.
176. LOESCHKE, G. C., BEER, R.: Nil nocere! Zur Vermeidung von Schäden infolge intraarterieller Fehlinjektion. Münch. med. Wschr. 104, 1121-1125, 1175-1179 (1962).
177. LOEWE, W.: Der ärztliche Kunstfehler in strafrechtlicher Sicht. Dtsch. med. Wschr. 86, 1189-1191 (1961).

178. LUCAS, B. G. B.: The physiology of anaesthetic death. Brit. J. Hosp. Med. 493-501 (1971).
179. LUTZ, H.: Der Kreislaufstillstand unter Anaesthesie - Ursachen und Therapie; in: R. FREY, W. HÜGIN, O. MAYRHOFER (Hrsg): Lehrbuch der Anaesthesiologie, Reanimation und Intensivtherapie. 3. Aufl. Berlin-Heidelberg-New York: Springer 1972.
180. LUTZ, H., KLOSE, R., PETER, K.: Untersuchungen zum Risiko der Allgemeinanaesthesie unter operativen Bedingungen. Dtsch. med. Wschr. 97, 1816-1820 (1972).
181. LUTZ, H., KLOSE, R., PETER, K.: Die Problematik der präoperativen Risikoeinstufung. Anaesth. Inform. 17, 342-351 (1976).
182. LUTZ, H., PETER, K.: Das Risiko der Anaesthesie unter operativen Bedingungen. Langenbecks Arch. Chir. 334, 672-679 (1973).
183. MAASSEN, W., OPDERBECKE, H. W.: Veritoltest und Lungentuberkulose. Anaesthesist 3, 246-248 (1954).
184. MARRUBINI, G.: Die berufliche Verantwortlichkeit des Anaesthesisten in der Rechtsprechung und im Brauch der westeuropäischen Länder. Anaesthesist 7, 113-118 (1958).
185. MARX, G. F.,MATEO, C. V., ORKIN, L. R.: Computer analysis of post-anesthetic deaths. Anesthesiology 39, 54-58 (1973).
186. MAURER, H.: Der iatrogene tödliche Operationszwischenfall. Beitr. Gerichtl. Med. 135-146 (1973).
187. MAYRHOFER, O.: Die Gefahren der endotrachealen Intubation; in: R. FREY, W. HÜGIN, O. MAYRHOFER (Hrsg.): Lehrbuch der Anaesthesiologie, Reanimation und Intensivtherapie. 3. Aufl. Berlin-Heidelberg-New York: Springer 1972.
188. MEMERY, H. N.: Anesthesia mortality in private practice: a ten-year study. J. Amer. med. Ass. 194, 1185 (1965).
189. MILLS, D. H., ENGEL, H. L.: Malpractice prophylaxis: An analysis of ventilatory problems in anesthesia; in: W. H. L. DORNETTE (ed.): Legal aspects in Anesthesia. Oxford: Blackwell Scientific Publ. 1972.
190. MÖLLNITZ-SEHIER, P., WIEDEMANN, K.: Patientengefährdung durch elektrische Geräte im Anaesthesie- und Intensivpflegebereich. Prakt. Anaesth. 10, 204-213 (1975).
191. MONTAGNE, J.: Accidents fautifs et accidents non fautifs en anesthésie. Cah. Anesth. 20, 469-482 (1972).
192. MORTON, H. J., WYLIE, W. D.: Anesthetic deaths due to regurgitation or vomiting. Anaesthesia 6, 190-205 (1951).
193. MÜHE, E., BÜNTE, H., BÜRGER, L., HÜHNLEIN, H. K.: Zur Oesophagusperforation. Dtsch. med. Wschr. 97, 180-183 (1972).
194. MÜLLER-OSTEN, W., LAWIN, P.: Stellungnahme zur Aufgabenabgrenzung zwischen Chirurgie und Anaesthesie. Anaesth. Inform. 13, 137-138 (1972).
195. NEUFELD, G. R.: Physical hazards in the operating room. Surg. Clin. N. Amer. 55, 959-966 (1975).
196. NISSEN, R.: Die chirurgische Operation, eine historische und soziologische Betrachtung. Dtsch. med. Wschr. 85, 613-620 (1960).
197. NOBLE, A. B., MURRAY, J. G.: A review of the complications of spinal anesthesia with experiences in Canadian teaching hospitals from 1959 to 1969. Canad. Anaesth. Soc. J. 5-17 (1971).
198. NOLTE, H., WURSTER, J.: Kontraindikationen und Komplikationen der Regionalanaesthesie. Anaesthesist 21, 141-145 (1972).
199. NOLTE, H., MEYER, J., WURSTER, J., VIRNEBURG, H.: Planung, Aufbau und Organisation von Anaesthesieabteilungen. Stuttgart: Thieme 1973.
200. NORTON, M. L.: Law and the surgeon. Surg. Gynecol. Obstet. 134, 851-858 (1972).

201. OEHMIG, H.: Intraoperative Patientenüberwachung. Anaesth. Inform. 13, 68-73 (1972).
202. OPDERBECKE, H. W.: Die Planung von Operationszentren aus der Sicht des Anaesthesisten. Krankenhaus 56, 59-68 (1964).
203. OPDERBECKE, H. W.: Stellung, Aufgabenbereich und Verantwortlichkeit des Anaesthesisten am Krankenhaus. Krankenhausarzt 40, 56-61 (1967).
204. OPDERBECKE, H. W.: Welche Dauer der Nahrungskarenz ist vor Narkoseeinleitung zu fordern? Prakt. Anaesth. 2, 134-135 (1967).
205. OPDERBECKE, H. W.: Zwischenfälle bei Lokalanaesthesie und Narkose. Ärztl. Praxis 24, 1051-1053 (1972).
206. OPDERBECKE, H. W.: Der Personalbedarf einer Anaesthesie-Abteilung. Anaesth. Inform. 13, 198-200 (1972).
207. OPDERBECKE, H. W.: Die Delegation von Aufgaben an Krankenschwestern und Krankenpfleger. Anaesth. Inform. 17, 31-34 (1976).
208. OPDERBECKE, H. W.: Die Anhaltszahlen der DKG. Anaesth. Inform. 17, 424-431 (1976).
209. OPDERBECKE, H. W., WEISSAUER, W.: Die Verantwortung des leitenden Anaesthesisten und die Delegierung von Aufgaben an ärztliche und nichtärztliche Mitarbeiter. Anaesth. Inform. 14, 216-224 (1973).
210. OPDERBECKE, H. W., WEISSAUER, W.: Zur Abgrenzung der Aufgaben zwischen Arzt und nichtärztlichen Mitarbeitern in der Intensivtherapie. Anaesth. Inform. 15, 94-99 (1974).
211. ORTH, G.-W.: Rechtliche Fragen bei der Bluttransfusion. Internist 10, 59-60 (1969).
212. ORWOLL, G.: The doctors duty of disclosure. Anesth. Analg. Curr. Res. 53, 759-763 (1974).
213. PERRET, W.: Die versehentliche intra- oder periarterielle Injektion bei intravenöser Injektion in der Ellenbeuge. Chirurg. 17/18, 458-462 (1947).
214. PERRET, W.: Inwieweit sind Schwestern, Krankenpfleger und Sprechstundenhilfen berechtigt, intramuskuläre und intravenöse Injektionen zu machen? Chirurg. 20, 216-218 (1949).
215. PERRET, W.: Arzthaftpflicht. München: Urban und Schwarzenberg 1956.
216. PERRET, W.: Neue Gesichtspunkte zur Vermeidung versehentlicher intraarterieller Injektionen. Anaesthesist 12, 22-26 (1963).
217. PETER, K., LUTZ, H.: Präoperative Befunderhebung. Langenbecks Arch. Chir. 334, 681-687 (1973).
218. PHELPS, J. A.: Electrical hazards in the operating room. J. Ky. med. Ass. 93-97 (1975).
219. PHILIPS, O. C., FRAZIER, T. M., GRAFF, T. D., De KORNFELD, T. J.: The Baltimore Anesthesia Study Committee: Review of 1024 postoperative deaths. J. Amer. med. Ass. 174, 2015-2019 (1960).
220. PORGES, P., PETER, W.: Der verkehrt angeschlossene Halothanverdampfer als mögliche Gefahrenquelle; in: H. BERGMANN, B. BLAUHUT (Hrsg.): Anaesthesie und ZNS. Technische Gefahren der Anaesthesie. Medikamentöse Wechselwirkung. Massivtransfusion. Anaesthesiologie und Wiederbelebung, Bd. 90. Berlin-Heidelberg-New York: Springer 1975.
221. PREUNER, R.: Die Gefahren bei der Transfusion konservierten Blutes. Dtsch. med. Wschr. 87, 678-685 (1962).
222. PRIBILLA, O.: Der Tod in Narkose. Anaesthesist 13, 340-345 (1964).
223. PRIBILLA, O.: Exitus in tabula. In: A. MERGEN (Hrsg.): Die juristische Problematik in der Medizin. München: W. Goldmann 1971.
224. PRIBILLA, O.: Der ärztliche Kunstfehler und seine forensisch-medizinische Problematik. Dtsch. Ärzteblatt 71, 3078-3081 (1974).
225. PRIBILLA, O.: Arztrechtliche Probleme in der Anaesthesiologie. Anaesth. Inform. 17, 613-618 (1976).

226. PROKOP, O., RADAM, G.: Plötzliche Todesfälle bei Lokalanaesthesie und in der Narkose; in: O. PROKOP, W. GÖHLER (Hrsg.): Forensische Medizin. 3. Aufl. Stuttgart-New York: Fischer 1976.
227. PÜSCHEL, H.: Die Verantwortlichkeit bei Schadenfällen nach Ausführung von intravenösen Injektionen durch Schwestern. Dtsch. Ges. wes. 7, 1427-1433 (1952).
228. QUIMBY, Jr., C. W.: Are anesthesiologists being held liable without fault? Sth. med. J. (Birmingham, Ala.) 64, 581-584 (1971).
229. RIEGER, H.-J.: Vornahme von Injektionen, Infusionen und Blutentnahmen durch Angehörige der medizinischen Assistenzberufe. Dtsch. med. Wschr. 99, 1380-1381 (1974).
230. RIEGER, H.-J.: Aufklärungspflicht bei Verabreichung von Injektionen durch Angehörige der medizinischen Assistenzberufe. Dtsch. med. Wschr. 99, 1334-1335 (1974).
231. RIEGER, H.-J.: Zur Sorgfaltspflicht des Narkosearztes bei der Intubationsnarkose. Dtsch. med. Wschr. 99, 1994-1996 (1974).
232. ROTH, F.: Respirator-Monitore. Anaesthesist 18, 13-16 (1969).
233. ROWE, A. H. R.: Notes on points of law for dental practitioners. Brit. Dent. J. 132, 113-115 (1972).
234. RÜGHEIMER, E.: Die Bedeutung der Anaesthesie für die operative Medizin. Krankenhausarzt 40, 61-65 (1967).
235. RÜGHEIMER, E.: Die cardiale Vorbereitung zum operativen Eingriff in Narkose. Jahrestagung DGAW 23. - 26.11.1972 Hamburg. Berlin-Heidelberg-New York: Springer 1974.
236. RÜGHEIMER, E.: Die wissenschaftlichen Grundlagen für die Übertragung von Aufgaben. Anaesth. Inform. 17, 36-46 (1976).
237. SEHHATI, G., FREY, R., MILDNER, R.: Komplikationen der Regionalanaesthesie und ihre Behandlung. Münch. med. Wschr. 115, 1765-1766 (1973).
238. SIEGMUND-SCHULTZE, G.: Zur Sorgfaltspflicht des Krankenhausträgers und des Chefarztes in Krankenhäusern ohne Wachstation. Arztrecht 1971, Heft 3, XXI-XXIV.
239. SIEGMUND-SCHULTZE, G.: Narkosezwischenfall und Nachbehandlung. Anaesth. Inform. 13, 235-237 (1972).
240. SIEGMUND-SCHULTZE, G.: Ärztliche Haftung bei Narkoseschäden. Arztrecht 182-185 (1973).
241. SIEGMUND-SCHULTZE, G.: Zum Umfang der Narkosevoruntersuchung - ein Urteil des Bundesgerichtshofes. Anaesth. Inform. 16, 174-176 (1975).
242. SIMMENDINGER, H. J., TÖRPISCH, P.: Der Herz-Kreislaufstillstand im Operationssaal. Prakt. Anaesth. 8, 288-293 (1973).
243. SOGA, D.: Prophylaxe und Therapie der zirkulatorischen Narkosekomplikationen. Langenbecks Arch. Chir. 322, 1299-1306 (1968).
244. SUSSNER, H.: Prophylaxe der Infektion im Anaesthesiebereich. Anaesth. Inform. 16, 181-185 (1975).
245. SCHILLING, K.: Die Haftpflichtversicherung für Anaesthesisten. Anaesth. Inform. 16, 361-364 (1975).
246. SCHÜLE, H., SCHIENLE, Ch., REINHARDT, G.: Vergleichende Untersuchungen über die Straßenverkehrstauglichkeit nach Kurznarkosen und unter Alkoholeinfluß. Anaesthesist 17, 131-134 (1968).
247. SCHULTE-STEINBERG, O.: Ein Patientenfragebogen für den Anaesthesisten. Anaesthesist 16, 109-111 (1967).
248. SCHULTE-STEINBERG, O.: Zwischenfälle bei der Lokalanaesthesie. Anaesth. Inform. 15, 119-122 (1974).
249. SCHWEISHEIMER, W.: Damoklesschwert über Amerikas Ärzten: Kunstfehlerklagen. Berlin. Ärzteblatt 81, 867-870 (1968).
250. SCHWEISHEIMER, W.: Haftpflichtversicherung überwältigt Ärzte. Berlin. Ärzteblatt 83, 1075-1080 (1970).

251. SCHWEISHEIMER, W.: Die "Malpractice Mess". Berlin. Ärzteblatt 84, 491-493 (1971).
252. SCHWEISHEIMER, W.: Die hauptsächlichen Gründe für Kunstfehlerklagen. Rhein. Ärzteblatt, 181-182 (1971).
253. STEVENS, K. M.,ALDRETE, J. A.: Anaesthesia factors affecting surgical morbidity and mortality in the elderly male. J. Amer. Geriatr. Soc. 17, 659-667 (1969).
254. STÖHR, M.: Lagerungsbedingte Armplexusparesen. Anaesthesist 25, 532-535 (1976).
255. STOFER, A. R.: Probleme der Gefährdung und der Kompetenzdelegation beim Betrieb elektromedizinischer Geräte. Schweiz. med. Wschr. 103, 559-564 (1973).
256. STOFFREGEN, J.: Die aussichtsreiche Behandlung des Narkose-Herzstillstandes. Anaesthesist 9, 131-133 (1960).
257. STOLZ, W.: Die Haftung des Arztes aus zivil- und versicherungsrechtlicher Sicht. Krankenhausarzt 48, 445-447 (1975).
258. STRATENWERTH, G.: Zur Stellung des Anaesthesiologen. Anaesthesist 12, 269-270 (1963).
259. TIEFEL, H.: Überwachungsmethoden in der Anaesthesie. Anaesth. Inform. 16, 224-229 (1975).
260. TOMLIN, P. J.: Death in outpatient dental anaesthetic practice. Anaesthesia 29, 551-570 (1974).
261. TSCHIRREN, B.: Verwechslungen und Irrtümer; in: R. FREY, W. HÜGIN, O. MAYRHOFER (Hrsg.): Lehrbuch der Anaesthesiologie, Reanimation und Intensivtherapie. 3. Aufl. Berlin-Heidelberg-New York: Springer 1972.
262. TSCHIRREN, B.: Der Narkosezwischenfall. 2. Aufl. Bern-Stuttgart: Huber 1976.
263. UHLENBRUCK, W.: Die ärztliche Haftung für Narkoseschäden. NJW 25, 2201 (1972) und Anaesth. Inform. 14, 168-173 (1973).
264. UHLENBRUCK, W.: Die ärztliche Haftung für Narkosezwischenfälle. Arztrecht 185-188 (1973).
265. UHLENBRUCK, W.: Die Haftung des Arztes aus strafrechtlicher Sicht. Krankenhausarzt 48, 438-444 (1975).
266. VANDAM, L. D.: The unfavourable effects of prolonged anaesthesia. Canad. Anaesth. Soc. J. 12, 107-120 (1965).
267. VECSEI, V., KRENN, J., ZACHERL, H.: Ösophagusperforation - eine seltene Komplikationsmöglichkeit nach Intubationsnarkose. Anaesthesist 23, 406-411 (1974).
268. VEREINIGUNG der Anaesthesisten von Großbritannien und Irland: Denkschrift zur zahnärztlichen Anaesthesie. Anaesthesist 17, 278-280 (1968).
269. VOGEL, H.: Wichtige Daten zur Verminderung des Narkoserisikos. Fortschr. Med. 90, 504-505 (1972).
270. VOURCH, G.: Sicherheit im Operationssaal. Anaesthesist 9, 190-196 (1960).
271. WALTER, C. W.: Anesthetic explosions: a continuing threat. Anesthesiology 25, 505-514 (1964).
272. WASMUTH, C. E.: Anesthesia and the law. Springfield/Ill.: Charles C. Thomas 1961.
273. WASMUTH, C. E.: Anesthesiologist surgeon relationships. Int. Anesth. Clin. 11, No. 4, 31-53 (1973).
274. WAWERSIK, J.: Narkosekomplikationen bei Noteingriffen unter dem Aspekt besonderer Risikofaktoren. Langenbecks Arch. klin. Chir. 327, 887-892 (1970).
275. WAWERSIK, J., GUNDERMANN, K.-O.: Die Effektivität einer routinemäßigen Desinfektion von Narkoseapparaten. Jahrestagung DGAW 2. - 5.10.1974 Erlangen. Erlangen: Perimed 1975.

276. WEESE, K.: Folgen versehentlicher intraarterieller Injektionen. Dtsch. Gesundh. wes. 14, 1510-1516 (1959).
277. WEIS, K. H.: Versehentliche intraarterielle Injektion intravenöser Narkosemittel; in: R. FREY, W. HÜGIN, O. MAYRHOFER (Hrsg.): Lehrbuch der Anaesthesiologie, Reanimation und Intensivtherapie. 3. Aufl. Berlin-Heidelberg-New York: Springer 1972.
278. WEISSAUER, W.: Arbeitsteilung und Abgrenzung der Verantwortung zwischen Anaesthesist und Operateur. Anaesthesist 11, 239-271 (1962).
279. WEISSAUER, W.: Die Problematik der Schwesternnarkose und die Ausbildung von Anaesthesieschwestern. Anaesthesist 12, 156-161 (1963).
280. WEISSAUER, W.: Die rechtliche Verantwortung des leitenden Anaesthesisten. Anaesthesist 13, 385-395 (1964).
281. WEISSAUER, W.: Die Aufklärungspflicht des Anaesthesisten. Anaesthesist 15, 100-108 (1966).
282. WEISSAUER, W.: Die rechtliche Situation des Anaesthesisten bei ambulanten Eingriffen. Langenbecks Arch. klin. Chir. 319, 1087-1093 (1967).
283. WEISSAUER, W.: Kriterien für die juristische Beurteilung eines narkosebedingten Todesfalles. Langenbecks Arch. klin. Chir. 322, 1320-1326 (1968).
284. WEISSAUER, W.: Der Tod in der Sprechstunde aus rechtlicher Sicht. Bayer. Ärzteblatt 24, 218-226 (1969).
285. WEISSAUER, W.: Wer entscheidet über die Wahl des Betäubungsverfahrens? Anaesth. Inform. 12, 8-11 (1971).
286. WEISSAUER, W.: Der Facharzt für Anaesthesie aus der Sicht des Juristen. Anaesth. Inform. 12, 80-84 (1971).
287. WEISSAUER, W.: Einwilligung in die Anaesthesie und spezieller Eingriff. Anaesth. Inform. 12, 227-229 (1971).
288. WEISSAUER, W.: Die Spritzenkontrolle. Anaesth. Inform. 13, 6-9 (1972).
289. WEISSAUER, W.: Rechtsfragen zwischen Chirurgie und Anaesthesie. Chirurg 43, 3-8 (1972).
290. WEISSAUER, W.: Der Anaesthesist und das Recht; in: R. FREY, W. HÜGIN, O. MAYRHOFER (Hrsg.): Lehrbuch der Anaesthesiologie, Reanimation und Intensivtherapie. 3. Aufl. Berlin-Heidelberg-New York: Springer 1972.
291. WEISSAUER, W.: Parallelnarkose und rechtliche Verantwortung des Fachanaesthesisten. Anaesth. Inform. 14, 224-231 (1973).
292. WEISSAUER, W.: Rechtliche Perspektiven bei neuen Strukturformen in der Anaesthesie. Anaesth. Inform. 15, 40-46 (1974).
293. WEISSAUER, W.: Forensische Konsequenzen ärztlichen Handelns. Anaesth. Inform. 15, 123-127 (1974).
294. WEISSAUER, W.: Aufklärungspflicht bei Periduralanaesthesie. Anaesth. Inform. 15, 230-233 (1974).
295. WEISSAUER, W.: Der Lokalanaesthesiezwischenfall aus rechtlicher Sicht. Anaesth. Intensivmed. Praxis 56-60 (1975).
296. WEISSAUER, W.: Rechtliche Grundlagen der Arbeitsteilung. Anaesth. Inform. 17, 25-28 (1976).
297. WEISSAUER, W.: Das anaesthesiologische Risiko. Anaesth. Inform. 17, 267-271 (1976).
298. WEISSAUER, W.: Ärztliche Wahlleistungen und freie Arztwahl im Krankenhaus. Arzt und Krankenhaus 1, 7-12 (1976).
299. WEISSAUER, W.: Haftung des Anaesthesisten für Gerätefehler. Anaesth. Inform. 17, 619-624 (1976).
300. WEISSAUER, W., SIEGMUND-SCHULTZE, G.: Wer trägt die Verantwortung bei einer Narkose? Arztrecht 43-45 (1972).
301. WERNER, H.-P.: Schwerpunkte zur Verhütung von Krankenhausinfektionen durch gramnegative Bakterien. Prakt. Anaesth. 9, 316-330 (1974).
302. WHITBY, J. D.: Death during operation. Brit. J. Anaesth. 47, 408-411 (1975).

303. WIECK, H. H.: Die psychische Führung des Patienten aus nervenärztlicher Sicht. Jahrestagung DGAW 2. - 5.10.1974 Erlangen. Erlangen: Perimed 1975.

304. WIEMERS, K.: Unvollständige Beurteilung des präoperativen Gesundheitszustandes und inadäquate Vorbereitung des Kranken. Langenbecks Arch. klin. Chir. 322, 1286-1290 (1968).

305. WIEMERS, K.: Wahl des optimalen Zeitpunktes bei Noteingriffen. Langenbecks Arch. klin. Chir. 327, 892-895 (1970).

306. WIEMERS, K.: Anaesthesist und Chirurg. Chirurg 43, 1-2 (1972).

307. WIEMERS, K.: Erbrechen und Aspiration; in: R. FREY, W. HÜGIN, O. MAYRHOFER (Hrsg.): Lehrbuch der Anaesthesiologie, Reanimation und Intensivtherapie. 3. Aufl. Berlin-Heidelberg-New York: Springer 1972.

308. WIEMERS, K., UHLENBRUCK, A.: Exitus in tabula. Zbl. Chir. 91, 807-818 (1966).

309. WILSON, D. S.: General anaesthesia in the dental surgery for the ambulant case. Anaesthesist 19, 127-131 (1970).

310. WILSON, E.: The time factor in surgery. Med. J. Aust. 48, 699-703 (1961).

311. WOLFF, A. P., KESSLER, S.: Iatrogenic injury to the hypopharynx and cervical esophagus; an autopsy study. Ann. otol. rhinol. laryngol. 82, 778-783 (1973).

312. WYLIE, W. D.: There but for the grace of God. Ann. Roy. Coll. Surg. Engl. 56, 171-180 (1975).

313. WYLIE, W. D.: Le risque anesthésique. Cahier d'Anesth. 23, 351-362 (1975).

314. ZINDLER, M.: Überdosierung, Unverträglichkeit, Verwechslung und sinnwidrige Anwendung von Medikamenten bei der Narkose. Langenbecks Arch. Chir. 322, 1306-1314 (1968).

315. ZINGANELL, K.: Dr. Franz KUHN, Pionier der peroralen Intubation. Anaesth. Inform. 15, 269-274 (1974).

316. ZUKSCHWERDT, L., HORATZ, K.: Mors in tabula. Klin. Med. 20, 153-175 (1965).

Anaesthesiology and Resuscitation - Anaesthesiologie und Wiederbelebung Anesthésiologie et Reánimation

Editors: R. Frey, F. Kern, O. Mayrhofer. Managing Editor: H. Bergmann

Eine Auswahl lieferbarer Bände:

6 Parenterale Ernährung. Herausgegeben von K. Lang, R. Frey und M. Halmágyi. X, 156 Seiten, DM 34,-. 1966

7 Grundlagen und Ergebnisse der Venendruckmessung zur Prüfung des zirkulierenden Blutvolumens. Von V. Feurstein. VIII, 37 Seiten. DM 19,-. 1965

11 Der Elektrolytstoffwechsel von Hirngewebe und seine Beeinflussung durch Narkotica. Von W. Klaus. VIII, 97 Seiten. DM 33,-. 1967

12 Sauerstoffversorgung und Säure-Basenhaushalt in tiefer Hypothermie. Von P. Lundsgaard-Hansen. VIII, 91 Seiten. DM 30,-. 1966

14 Die Technik der Lokalanaesthesie. Von H. Nolte. VIII, 53 Seiten. DM 14,-. 1966

15 Anaesthesie und Notfallmedizin. Herausgegeben von K. Hutschenreuter. XII, 286 Seiten. DM 78,-. 1966

16 Anaesthesiologische Probleme in der HNO-Heilkunde und Kieferchirurgie. Herausgegeben von K. Horatz und H. Kreuscher. VIII, 39 Seiten. DM 19,-. 1966

19 Örtliche Betäubung: Plexus brachialis. Von Sir Robert R. Macintosh und W. W. Mushin. VIII, 32 Seiten. DM 20,-. 1967

20 Anaesthesie in der Gefäß- und Herzchirurgie. Herausgegeben von O. H. Just und M. Zindler. XII, 209 Seiten. DM 64,-. 1967

21 Die Hirndurchblutung unter Neuroleptanaesthesie. Von H. Kreuscher. VIII, 85 Seiten. DM 33,-. 1967

22 Ateminsuffizienz. Von H. L'Allemand. VIII, 90 Seiten. DM 36,-. 1968

23 Die Geschichte der chirurgischen Anaesthesie. Von Thomas E. Keys. XVIII, 230 Seiten. DM 78,-. 1968

24 Ventilation und Atemtechnik bei Säuglingen und Kleinkindern unter Narkosebedingungen. Von J. Wawersik. X, 151 Seiten. DM 52,-. 1967

25 Morphinartige Analgetika und ihre Antagonisten. Von Francis F. Foldes, Mark Swerdlow und Ephraim S. Siker. XXIII, 364 Seiten. DM 110,-. 1968

26 Örtliche Betäubung: Kopf und Hals. Von Sir Robert R. Macintosh und M. Ostlere. VIII, 124 Seiten. DM 67,-. 1968

27 Langzeitbeatmung. Herausgegeben von Ch. Lehmann. XIV, 91 Seiten. DM 39,-. 1968

28 Die Wiederbelebung der Atmung. Von H. Nolte. XII, 89 Seiten. DM 14,-. 1968

29 Kontrolle der Ventilation in der Neugeborenen- und Säuglingsanaesthesie. Von U. Henneberg. VIII, 73 Seiten. DM 34,-. 1968

30 Hypoxie. Herausgegeben von R. Frey, M. Halmágyi, Karl Lang und G. Thews. X, 176 Seiten. DM 69,-. 1969

32 Örtliche Betäubung: Abdominal-Chirurgie. Von Sir Robert R. Macintosh und R. Bryce-Smith. XI, 73 Seiten. DM 62,-. 1968

33 Planung, Organisation und Einrichtung von Intensivbehandlungseinheiten am Krankenhaus. Herausgegeben von H. W. Opderbecke. X, 230 Seiten. DM 49,-. 1969

35 Die Störungen des Säure-Basen-Haushaltes. Herausgegeben von V. Feurstein. X, 149 Seiten. DM 56,-. 1969

36 Anaesthesie und Nierenfunktion. Herausgegeben von V. Feurstein. X, 142 Seiten. DM 53,-. 1969

37 Anaesthesie und Kohlenhydratstoffwechsel. Herausgegeben von V. Feurstein. VIII, 83 Seiten. DM 36,-. 1969

38 Respiratorbeatmung und Oberflächenspannung in der Lunge. Von H. Benzer. IX, 51 Seiten. DM 24,-. 1969

39 Die nasotracheale Intubation. Von M. Körner. XI, 94 Seiten. DM 43,-. 1969

41 Über das Verhalten von Ventilation, Gasaustausch und Kreislauf bei Patienten mit normalem und gestörtem Gasaustausch unter künstlicher Totraumvergrößerung. Von O. Giebel. VII, 74 Seiten. DM 26,-. 1969

43 Die Klinik des Wundstarrkrampfes im Lichte neuzeitlicher Behandlungsmethoden. Von K. Eyrich. VIII, 95 Seiten. DM 30,-. 1969

45 Vergiftungen. Erkennung, Verhütung und Behandlung. Herausgegeben von R. Frey, M. Halmágyi, K. Lang und P. Oettel. XX, 173 Seiten. DM 30,-. 1970

46 Veränderungen des Wasser- und Elektrolythaushaltes durch Osmotherapeutika. Von M. Halmágyi. XII, 77 Seiten. DM 30,-. 1970

48 Intensivtherapie bei Kreislaufversagen. Herausgegeben von S. Effert und K. Wiemers. IX, 108 Seiten. DM 43,-. 1970

50 Intensivtherapie beim septischen Schock. Herausgegeben von F. W. Ahnefeld und M. Halmágyi. IX, 103 Seiten. DM 44,-. 1970

51 Prämedikationseffekte auf Bronchialwiderstand und Atmung. Von L. Stöcker. VII, 46 Seiten. DM 26,-. 1971

52 Die Bedeutung der adrenergen Blockade für den haemorrhagischen Schock. Von G. Zierott. VIII, 115 Seiten. DM 62,-. 1971

53 Nomogramme zum Säure-Basen-Status des Blutes und zum Atemgastransport. Herausgegeben von G. Thews, XI, 134 Seiten. DM 48,-. 1971

56 Anaesthesie bei Eingriffen an endokrinen Organen und bei Herzrhythmusstörungen. Herausgegeben von K. Hutschenreuter und M. Zindler. XII, 223 Seiten. DM 47,–. 1972

58 Stoffwechsel. Pathophysiologische Grundlagen der Intensivtherapie. Herausgegeben von K. Lang, R. Frey und M. Halmágyi. X, 142 Seiten. DM 59,–. 1972

59 Anaesthesia Equipment. By P. Schreiber. XII, 219 pages. DM 59,–. 1972

60 Homoiostase. Wiederherstellung und Aufrechterhaltung. Herausgegeben von F. W. Ahnefeld und M. Halmágyi. XI, 192 Seiten. DM 83,–. 1972

61 Essays on Future Trends in Anaesthesia. By A. Boba. X, 93 pages. DM 36,–. 1972

62 Respiratorischer Flüssigkeits- und Wärmeverlust des Säuglings und Kleinkindes bei künstlicher Beatmung. Von W. Dick. VIII, 69 Seiten. DM 40,–. 1972

64 Sauerstoffüberdruckbehandlung. Probleme und Anwendung. Herausgegeben von I. Podlesch. IX, 97 Seiten. DM 47,–. 1972

65 Der Wasser- und Elektrolythaushalt des Kranken. Von H. Baur. XI, 221 Seiten. DM 59,–. 1972

66 Überlebens- und Wiederbelebungszeit des Herzens. Von P. G. Spieckermann. IX, 116 Seiten. DM 47,–. 1973

67 Sauerstoffbedarf und Sauerstoffversorgung des Herzens in Narkose. Von D. Kettler. VIII, 53 Seiten. DM 30,–. 1973

68 Anaesthesie mit Gamma-Hydroxibuttersäure. Herausgegeben von W. Bushart und P. Rittmeyer. IX, 93 Seiten. DM 30,–. 1973

70 Die Sekretionsleistung des Nebennierenmarks unter dem Einfluß von Narkotica und Muskelrelaxantien. Von M. Göthert. VIII, 89 Seiten. DM 36,–. 1972

71 Anaesthesie und Wiederbelebung bei Säuglingen und Kleinkindern. Herausgegeben von F. W. Ahnefeld und M. Halmágyi. IX, 83 Seiten. DM 40,–. 1973

72 Therapie lebensbedrohlicher Zustände bei Säuglingen und Kleinkindern. Herausgegeben von R. Frey, M. Halmágyi und K. Lang. IX, 136 Seiten. DM 69,–. 1973

73 Diagnostische und therapeutische Nervenblockaden. Herausgegeben von R. Frey, M. Halmágyi und H. Nolte. IX, 67 Seiten. DM 36,–. 1973

75 Anesthetic Management of Endocrine Disease. By T. Oyama. IX, 220 pages. DM 65,–. 1973

77 Herzrhythmus und Anaesthesie. Herausgegeben von H. Nolte und J. Wurster. IX, 55 Seiten. DM 30,–. 1973

79 Coronardurchblutung und Energieumsatz des menschlichen Herzens unter verschiedenen Anaesthetica. Von H. Sonntag. VIII, 56 Seiten. DM 36,–. 1973

81 Stoffwechselwirkungen von Trometamol. Von H. Helwig. VIII, 96 Seiten. DM 36,–. 1974

84 Ethrane. Edited by P. Lawin and R. Beer in cooperation with E. Wiethoff. XIII, 389 pages. DM 64,–. 1974

85 Blutersatz durch stromafreie Hämoglobinlösung. Von J. M. Unseld. VIII, 90 Seiten. DM 32,–. 1974

95 Mobile Intensive Care Units. Edited by R. Frey, E. Nagel and P. Safar. XV, 271 pages. DM 48,–. 1976

98 Intraaortale Ballongegenpulsation. Von E. R. de Vivie. X, 96 Seiten. DM 28,–. 1976

101 Myokarddurchblutung und Stoffwechselparameter im arteriellen Blut bei Hämodilutionsperfusion. Von D. Regensburger. VII, 75 Seiten. DM 36,–. 1976

102 Coronarinsuffizienz, Pathophysiologie und Anaesthesieprobleme bei der Coronarchirurgie. Herausgegeben von M. Zindler und R. Purschke. XIII, 166 Seiten. DM 48,–. 1977

103 Fettemulsionen in der parenteralen Ernährung. Herausgegeben von A. Wretlind, R. Frey, K. Eyrich und H. Makowski. X, 222 Seiten. DM 48,–. 1977

104 Die akute normovolämische Hämodilution in klinischer Anwendung. Von A. J. Coburg. XI, 89 Seiten. DM 28,–. 1977

105 Lungenveränderungen während Dauerbeatmung. Von H. Reineke. VII, 56 Seiten. DM 36,–. 1977

106 Etomidate. Edited by A. Doenicke. XI, 155 pages. DM 36,–. 1977

107 Die kontrollierte Hypotension mit Nitroprussidnatrium in der Neuroanaesthesie. Von K. Huse. IX, 98 Seiten. DM 38,–. 1977

108 Transcutane Sauerstoffmessung. Von K. Stosseck. VIII, 68 Seiten. DM 32,–. 1977

109 20 Jahre Fluothane. Herausgegeben von E. Kirchner. XVIII, 343 Seiten. DM 58,–. 1978

110 Neue Untersuchungen mit Gamma-Hydroxibuttersäure. Herausgegeben von R. Frey. XIII, 149 Seiten. DM 38,–. 1978

111 Anaphylaktoide Reaktionen. Von J. Ring. XV, 202 Seiten. DM 54,–. 1978

112 Kreislaufproblematik und Anaesthesie bei geriatrischen Patienten. Von G. Haldemann. VIII, 55 Seiten. DM 28,–. 1978

113 Regionalanaesthesie in der Geburtshilfe. Herausgegeben von L. Beck, K. Strasser und M. Zindler. IX, 94 Seiten. DM 32,–. 1978

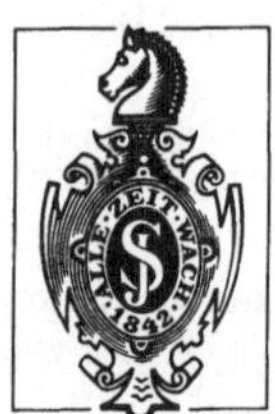

Preisänderungen vorbehalten

Springer-Verlag Berlin Heidelberg New York